U0243158

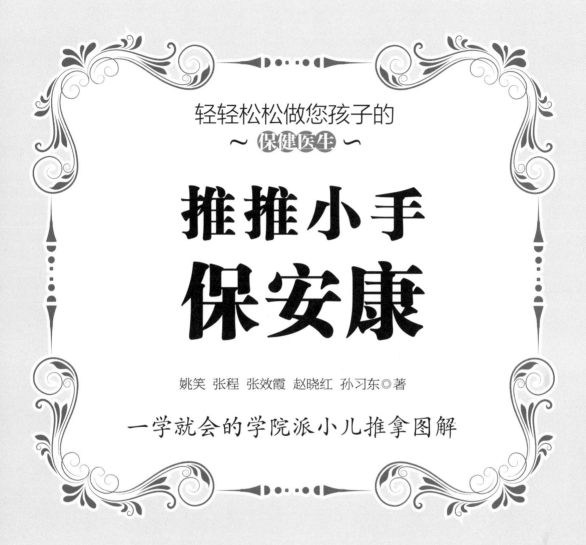

轻轻松松做您孩子的
~ 保健医生 ~

推推小手
保安康

姚笑 张程 张效霞 赵晓红 孙习东◎著

一学就会的学院派小儿推拿图解

青岛出版社
QINGDAO PUBLISHING HOUSE

CONTENTS 目 录

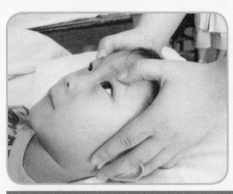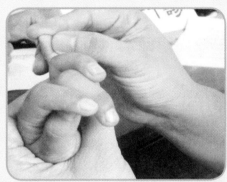

入门概说

源远流长的小儿推拿疗法 …………………………………… **12**

小儿推拿疗法的作用与机理 ………………………………… **13**

推拿手法本身的作用与机理 ………………………………… 13

推拿与经络、腧穴相结合的作用与机理 …………………… 14

推拿与特定穴相结合的作用与机理 ………………………… 14

不同年龄阶段小儿的常见病 ………………………………… **15**

小儿推拿的适应证和禁忌证 ………………………………… **16**

小儿推拿的适应证 …………………………………………… 16

小儿推拿的禁忌证 …………………………………………… 16

十四经脉穴位图 ……………………………………………… **17**

取穴的方法 …………………………………………………… **24**

小儿推拿常用穴位（十四经脉）…………………………… **26**

头面部穴位表 ………………………………………………… 26

躯干前面穴位表 …………………………………… 28

躯干后面穴位表 …………………………………… 29

上肢穴位表 ………………………………………… 32

下肢穴位表 ………………………………………… 34

小儿推拿常用特定穴位 …………………………… **37**

头面部穴位 ………………………………………… 40

   1. 天门 ………………………………………… 40

   2. 坎宫（眉弓）……………………………… 40

   3. 山根（山风）……………………………… 41

   4. 颊车（牙关）……………………………… 42

   5. 囟门 ………………………………………… 42

   6. 耳后高骨 …………………………………… 43

   7. 天柱骨 ……………………………………… 43

胸腹部穴位 ………………………………………… 44

   1. 乳旁 ………………………………………… 44

   2. 乳根 ………………………………………… 44

   3. 胁肋 ………………………………………… 45

   4. 腹 …………………………………………… 46

   5. 脐 …………………………………………… 46

   6. 丹田 ………………………………………… 48

   7. 肚角 ………………………………………… 48

手及前臂部穴位 …………………………………… 49

   1. 脾经 ………………………………………… 49

   2. 胃经 ………………………………………… 50

   3. 心经 ………………………………………… 51

   4. 肝经 ………………………………………… 52

   5. 肺经 ………………………………………… 52

   6. 肾经 ………………………………………… 53

   7. 大肠 ………………………………………… 54

8. 小肠 ···················· 55

9. 肾顶 ···················· 55

10. 四横纹 ···················· 56

11. 小横纹 ···················· 56

12. 掌小横纹 ···················· 57

13. 板门 ···················· 58

14. 内八卦 ···················· 58

15. 小天心 ···················· 59

16. 总筋 ···················· 60

17. 大横纹（阳池、阴池） ···················· 61

18. 五指节 ···················· 62

19. 二扇门 ···················· 63

20. 二人上马（二马） ···················· 63

21. 外劳宫 ···················· 64

22. 一窝风 ···················· 65

23. 膊阳池 ···················· 65

24. 三关 ···················· 66

25. 天河水 ···················· 67

26. 六腑 ···················· 68

背部及下肢穴位 ···················· 69

1. 龟尾 ···················· 69

2. 七节骨 ···················· 69

3. 脊柱 ···················· 70

4. 箕门 ···················· 71

小儿推拿操作要求 ···················· **72**

小儿推拿手法的基本要求 ···················· 72

小儿推拿手法的操作要点 ···················· 73

手法操作注意事项 ···················· 74

手法操作姿势与患儿体位 ···················· 74

常用手法 ┄┄┄┄┄┄┄┄┄┄┄┄┄┄┄┄┄┄┄┄┄┄┄┄┄┄┄┄┄ **74**

单式手法 ┄┄┄┄┄┄┄┄┄┄┄┄┄┄┄┄┄┄┄┄┄┄┄┄┄┄ 74

1. 推法 ┄┄┄┄┄┄┄┄┄┄┄┄┄┄┄┄┄┄┄┄┄┄┄┄ 74

直推法 ┄┄┄┄┄┄┄┄┄┄┄┄┄┄┄┄┄┄┄┄┄ 74

分推法 ┄┄┄┄┄┄┄┄┄┄┄┄┄┄┄┄┄┄┄┄┄ 75

旋推法 ┄┄┄┄┄┄┄┄┄┄┄┄┄┄┄┄┄┄┄┄┄ 75

合推法 ┄┄┄┄┄┄┄┄┄┄┄┄┄┄┄┄┄┄┄┄┄ 76

2. 拿法 ┄┄┄┄┄┄┄┄┄┄┄┄┄┄┄┄┄┄┄┄┄┄┄┄ 77

3. 按法 ┄┄┄┄┄┄┄┄┄┄┄┄┄┄┄┄┄┄┄┄┄┄┄┄ 77

4. 揉法 ┄┄┄┄┄┄┄┄┄┄┄┄┄┄┄┄┄┄┄┄┄┄┄┄ 78

5. 摩法 ┄┄┄┄┄┄┄┄┄┄┄┄┄┄┄┄┄┄┄┄┄┄┄┄ 80

6. 运法 ┄┄┄┄┄┄┄┄┄┄┄┄┄┄┄┄┄┄┄┄┄┄┄┄ 81

7. 掐法 ┄┄┄┄┄┄┄┄┄┄┄┄┄┄┄┄┄┄┄┄┄┄┄┄ 82

8. 捏法（捏脊）┄┄┄┄┄┄┄┄┄┄┄┄┄┄┄┄┄ 83

9. 搓法 ┄┄┄┄┄┄┄┄┄┄┄┄┄┄┄┄┄┄┄┄┄┄┄┄ 84

10. 摇法 ┄┄┄┄┄┄┄┄┄┄┄┄┄┄┄┄┄┄┄┄┄┄┄ 84

11. 刮法 ┄┄┄┄┄┄┄┄┄┄┄┄┄┄┄┄┄┄┄┄┄┄┄ 85

12. 擦法 ┄┄┄┄┄┄┄┄┄┄┄┄┄┄┄┄┄┄┄┄┄┄┄ 86

13. 捻法 ┄┄┄┄┄┄┄┄┄┄┄┄┄┄┄┄┄┄┄┄┄┄┄ 87

14. 拍法 ┄┄┄┄┄┄┄┄┄┄┄┄┄┄┄┄┄┄┄┄┄┄┄ 88

15. 捣法 ┄┄┄┄┄┄┄┄┄┄┄┄┄┄┄┄┄┄┄┄┄┄┄ 88

16. 捏挤法 ┄┄┄┄┄┄┄┄┄┄┄┄┄┄┄┄┄┄┄┄┄ 89

复式手法 ┄┄┄┄┄┄┄┄┄┄┄┄┄┄┄┄┄┄┄┄┄┄┄┄┄┄ 90

1. 水底捞明月 ┄┄┄┄┄┄┄┄┄┄┄┄┄┄┄┄┄┄ 90

2. 黄蜂入洞 ┄┄┄┄┄┄┄┄┄┄┄┄┄┄┄┄┄┄┄ 91

3. 猿猴摘果 ┄┄┄┄┄┄┄┄┄┄┄┄┄┄┄┄┄┄┄ 92

4. 运水入土 ┄┄┄┄┄┄┄┄┄┄┄┄┄┄┄┄┄┄┄ 92

5. 运土入水 ┄┄┄┄┄┄┄┄┄┄┄┄┄┄┄┄┄┄┄ 93

6. 按弦走搓摩 ·························· 93

7. 开璇玑 ································ 94

8. 总收法 ································ 95

推拿适宜病症

呼吸系统疾病

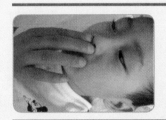 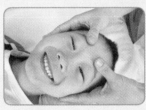 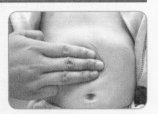

感冒 ································ 98

急性支气管炎 ························· 104

支气管肺炎 ··························· 110

反复性呼吸道感染 ······················ 116

哮喘 ································ 120

小儿暑热症 ··························· 126

流行性腮腺炎 ························· 130

消化系统疾病

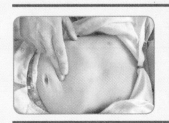 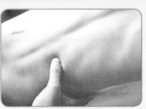 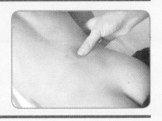

腹泻……………………………………………… 133

呕吐……………………………………………… 137

腹痛……………………………………………… 141

厌食……………………………………………… 145

便秘……………………………………………… 149

积滞……………………………………………… 153

疳证……………………………………………… 156

肠梗阻…………………………………………… 159

脱肛……………………………………………… 162

头面五官疾病

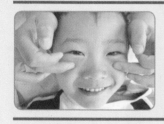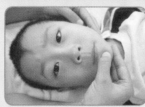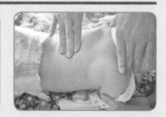

鹅口疮…………………………………………… 166

咽炎……………………………………………… 169

口腔溃疡………………………………………… 173

龋齿牙痛………………………………………… 176

鼻炎……………………………………………… 180

鼻出血…………………………………………… 186

腺样体肥大……………………………………… 189

瞬目……………………………………………… 193

结膜炎…………………………………………… 197

睑腺炎…………………………………………… 200

近视 ………………………………………………………… 206

面神经麻痹 ………………………………………………… 209

小儿杂病

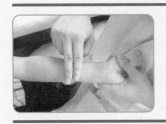 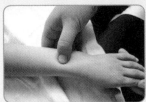 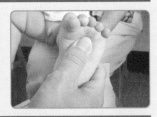

流涎 ………………………………………………………… 213

夜啼 ………………………………………………………… 217

小儿多动综合征 …………………………………………… 223

生长痛 ……………………………………………………… 228

小儿单纯性肥胖 …………………………………………… 231

缺铁性贫血 ………………………………………………… 235

佝偻病 ……………………………………………………… 239

五迟、五软 ………………………………………………… 242

运动系统疾病

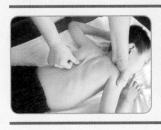 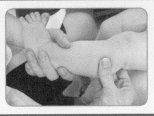 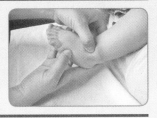

先天性肌性斜颈 …………………………………………… 251

脊柱侧弯 …………………………………………………… 253

拇指腱鞘炎 ………………………………………………… 255

踝关节扭伤···256

泌尿系统疾病

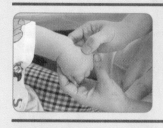 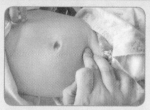 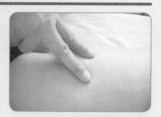

遗尿···259

尿潴留···263

尿频···268

家庭保健

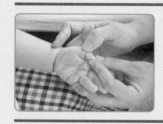 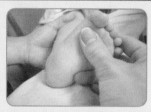 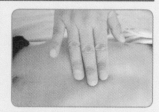

脾胃保健推拿···273

防感冒保健推拿···275

入门概说

源远流长的小儿推拿疗法

推拿疗法是古老的医治疾病的方法。远在 2000 多年前的春秋战国时期，推拿疗法就广泛应用于医疗实践。湖南长沙马王堆汉墓出土的《五十二病方》里第一次提到了小儿推拿。魏晋隋唐时期推拿疗法最为盛行。推拿疗法具有无痛苦、无毒副作用的特点，其在小儿疾病的防治和小儿保健方面具有优势。《千金要方》记载了运用膏摩之法避风寒的小儿保健护理法："治少小新生肌肤幼弱，喜为风邪所中，身体壮热或中大风手足惊掣，五物甘草生摩膏方……小儿虽无病，早起常以膏摩囟上及手足心，甚辟寒风。"《外台秘要》载："小儿夜啼至明不安寐……亦以摩儿头及脊验。"

虽然用推拿方法防治小儿疾病早有记载，但形成小儿推拿疗法的独特体系则是在明清时期。在当时有很多这方面的专著及经验总结。16 世纪末，"四明陈氏"在前人的基础上，从理论和实践两方面对小儿推拿进行了总结，写成了中国最早的小儿推拿专著——《小儿按摩经》，此专著被收录在《针灸大成》中得以流传。从此，小儿推拿疗法作为独立一科发展起来，为防治小儿疾病做出了不可磨灭的贡献。

清朝时期，小儿推拿疗法虽未受官方重视，但因其治疗效果显著，仍广为流传于民间，并不断有所发展和创新，不少推拿专著陆续问世。其中著名的有熊应雄的《小儿推拿广意》、骆如龙的《幼科推拿秘书》、夏云集的《保赤推拿法》、周于藩的《小儿推拿秘诀》、张振鋆的《厘正按摩要术》等。这些小儿推拿疗法著作在整个推拿文献中占有重要地位，在当时的儿科著作中也占有相当大的比重。

中华人民共和国成立后，小儿推拿事业得到了进一步发展，发掘整理了散落在民间的文献资料，出版了很多小儿推拿著作，培养了大批推拿专业人才。小儿推拿疗法因具有无痛苦、无副作用、简便易行、减少用药、缩短病程的特点，在崇尚利用自然疗法和物理疗法预防和治疗小儿疾病的当今社会越来越受到重视。随着社会和科学的不断进步，小儿推拿疗法也必将日臻完善，为人类医疗保健事业做出更大的贡献。

小儿推拿疗法的作用与机理

◆ 推拿手法本身的作用与机理

首先，通过手法对人体体表的直接刺激，有助于气血的运行。如临床上常用摩法作用于小儿腹部，促进肠蠕动；又如用按弦走搓摩法作用于小儿两胁，以起到疏肝理气、降逆止呕的作用。

其次，通过手法对机体体表做功，产生热效应，从而加速气血的流动。最典型的例子就是运用擦法，作用于小儿背部，以起到温经散寒的作用。

推拿手法还有理筋整复、滑利关节的作用。凡关节错位，先天畸形，或因有关组织解剖位置异常而致的病症，均可通过外力直接作用加以纠正。如桡骨小头半脱位、髋关节脱位、先天性足内翻等，可根据不同的情况，采取相应的扳法或摇法，使错位得以整复，畸形得以纠正，关节得以滑利，气血调和，阴阳平衡。

推拿手法自身还有补泻作用，由于手法不同，刺激人体同一部位，人体气血津液、经络脏腑会产生不同的变化。手法的轻重、方向、快慢、刺激的性质是决定推拿手法补泻效果的要素。例如：作用时间较短、频率快的重刺激，可抑制脏器的生理功能，可谓之"泻"；作用时间较长、频率慢的轻刺激，可兴奋脏器的生理功能，谓之"补"。

关于手法方向与补、泻的关系：临床上在按摩腹时，手法操作的方向为顺时针，有明显的通便泻下作用，为泻；若手法操作的方向为逆时针，则可使胃肠的消化功能明显增强，起到健脾和胃的作用，为补。而在其他穴位上则与之相反，即若手法操作的方向为逆时针时，为泻；当手法操作的方向为顺时针时，为补。

综上所述，推拿手法运用得当，不仅可起到疏通经络、行气活血、理筋整复、滑利关节的作用，还可通过改变手法的补泻方式，达到补益正气或祛除邪气的目的，使治疗更加有针对性。

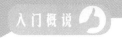

◆ 推拿与经络、腧穴相结合的作用与机理

通过作用于人体体表的特定部位而对机体生理、病理产生影响，是小儿推拿治疗疾病的主要机理。

人体的五脏六腑、四肢百骸、五官九窍、皮肉筋骨等组织器官，之所以能保持相对的协调与统一，完成正常的生理活动，是依靠经络系统的联络沟通功能实现的。经络中的经脉、经别与奇经八脉，纵横交错、入里出表、通上达下，联系了人体各脏腑组织；经筋、皮部联系了肢体筋肉皮肤，加之细小的浮络和孙络形成了一个统一的整体；腧穴则是气血输注的部位，是联络五脏六腑的信息站。

推拿疗法正是利用经络的联络脏腑、沟通肢窍的功能，通过推拿手法对腧穴的刺激，以通经脉、调气血，使阴阳平衡、脏腑调和，达到内病外治、上病下治、左病右治的目的。

◆ 推拿与特定穴相结合的作用与机理

小儿推拿疗法使用的穴位不仅有经穴、经外奇穴、经验穴等，还有部分穴位是小儿推拿疗法所特有的，它们被称为特定穴。小儿推拿特定穴的治病原理同样是遵循经络学说，主要有"四关"说和"皮部"说。

《灵枢·九针十二原》中说："五脏有六腑，六腑有十二原。十二原出于四关，四关主治五脏。五脏有疾，当取之十二原。""四关"泛指四肢肘、膝关节以下的部位，这些部位与五脏六腑之气表里相通。脏腑原气所经过和留止于"四关"的穴位就有十二个，总称为十二原穴。因此四肢肘、膝关节以下的许多穴位都可以治疗五脏的疾病。

十二皮部是十二经脉机能活动反映于体表的部位，也是络脉之气所输注和布散的地方。在治疗上，推拿皮部既能防病，又能祛邪。小儿推拿直接操作于皮肤，许多穴位又呈面状分布，因此小儿推拿疗法与十二皮部关系密切。

不同年龄阶段小儿的常见病

新生儿期　出生后的28天。由于新生儿从母亲体内转入体外，身体内部和生活环境发生了重大变化，所以这一时期是新生儿机体对外界环境的适应阶段。此期特点为新生儿各系统的组织结构和生理功能尚未完善，故应采取加强护理、合理喂养、注意保暖及预防感染等措施。新生儿生活适应能力差，护理工作更为重要。新生儿此期易患新生儿肺炎、败血症、硬肿症、颅内出血等病症。

婴儿期　28天～1周岁。此期特点是小儿生长发育迅速、新陈代谢旺盛、营养需要量相对较大，而消化功能尚未完善，故易患腹泻、营养缺乏症，所以应注意合理喂养。营养以母乳为主，并逐渐加辅助食品。此外，小儿运动功能发育很快，条件反射逐渐形成，应进行体格锻炼。五六个月以后，小儿体内的非特异性抗体逐渐消失，而自身免疫力尚不足，机体抵抗力降低，易患急性传染病，故应及时进行各种免疫接种。

幼儿期　1～3周岁。此期特点为小儿生长发育相对减慢，乳牙先后出齐，断母乳改为软食，并逐渐过渡到成人饮食。小儿开始行走，与外界接触增多，活动范围扩大，因而促进了语言、思维能力的发育。此期小儿易患各种传染性疾病、营养缺乏病、上呼吸道感染、肺炎及腹泻等，故应注意培养其良好的生活习惯。此外，要按程序进行各种疫苗的预防接种，以增加自身免疫力。

学龄前期　3～7周岁。小儿此期的特点为体格发育减慢，而智力发育增快，能利用语言和简单文字进行学习，所以应加强思想教育、劳动锻炼，培养良好的卫生习惯。由于此期儿童活动范围进一步扩大，接触传染病的机会增多，所以应做好防疫工作。

学龄期　7～14周岁。儿童此期的特点为各系统器官发育日趋完善，特别是大脑皮层功能发育较快，智力提升。此期儿童生长发育显著加快，是体格和智力发育旺盛阶段。此外，儿童的疾病性质和表现逐渐接近成人，肾炎、风湿病的发病率增高，应注意预防免疫性疾病，并应注意对牙齿和视力的保护。此期儿童心理、情绪容易波动，家庭、学校和社会对他们影响很大，所以必须加强思想品德教育。

小儿推拿的适应证和禁忌证

◆ 小儿推拿的适应证

小儿推拿治疗范围广泛，从年龄跨度上小儿推拿适用于 0 ~ 14 岁的儿童。从治疗病种上，小儿推拿可治疗新生儿疾病及呼吸、消化、泌尿、头面五官等多系统的疾病，还可治疗夜啼、惊风、多动症、生长痛、脑瘫等疑难杂症。小儿推拿不使用药物，但能够起到用药的作用，有时比用药起效还快，疗效还好；既无副作用，又可免除患儿打针服药之痛苦。本书所载的 40 余种疾病是临床上推拿治疗效果较好的疾病。

临床实践证明，小儿推拿疗法不但可以治病，还能促进小儿生长发育，健脑益智。本书所载的 2 个保健方法是临床常用的推拿方法。

◆ 小儿推拿的禁忌证

主要有以下几种：

1. 疮疡部位、烧烫伤部位、肌肤破损或正在出血的部位。
2. 结核病及其他急性传染病的传染期。
3. 肿瘤等需做特殊治疗的疾病。
4. 骨折、脱位及扭伤等症的急性期（24 小时之内）。
5. 脓毒血症等感染性疾病。
6. 严重的皮肤病。
7. 危重病症一定要在经抢救脱离危险期后，方可配合推拿治疗。

十四经脉穴位图

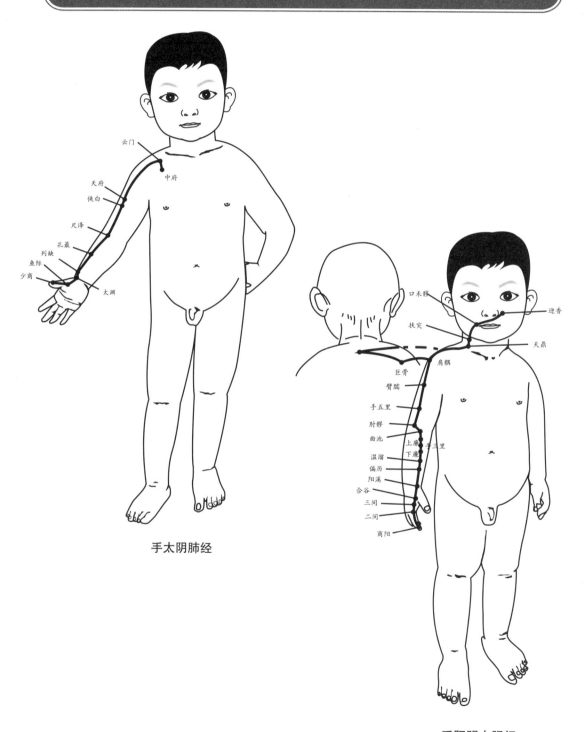

手太阴肺经

手阳明大肠经

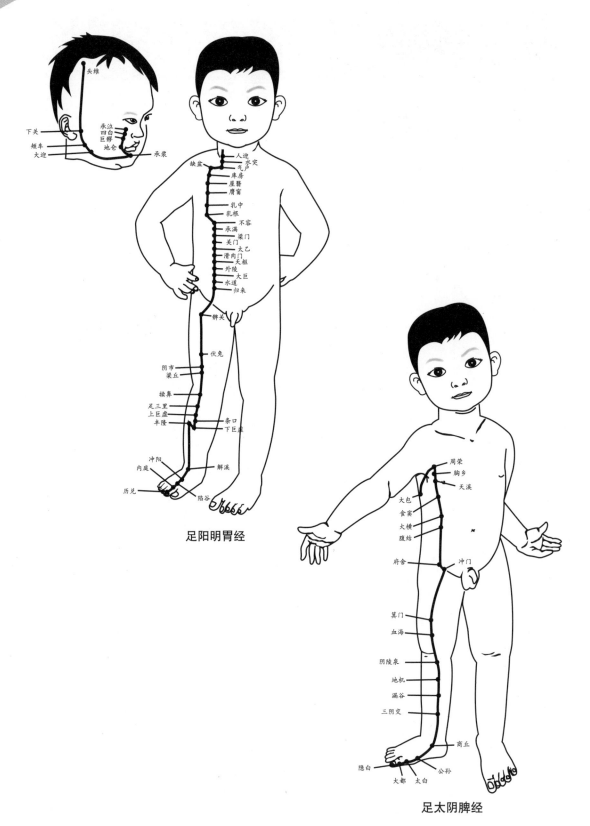

足阳明胃经

足太阴脾经

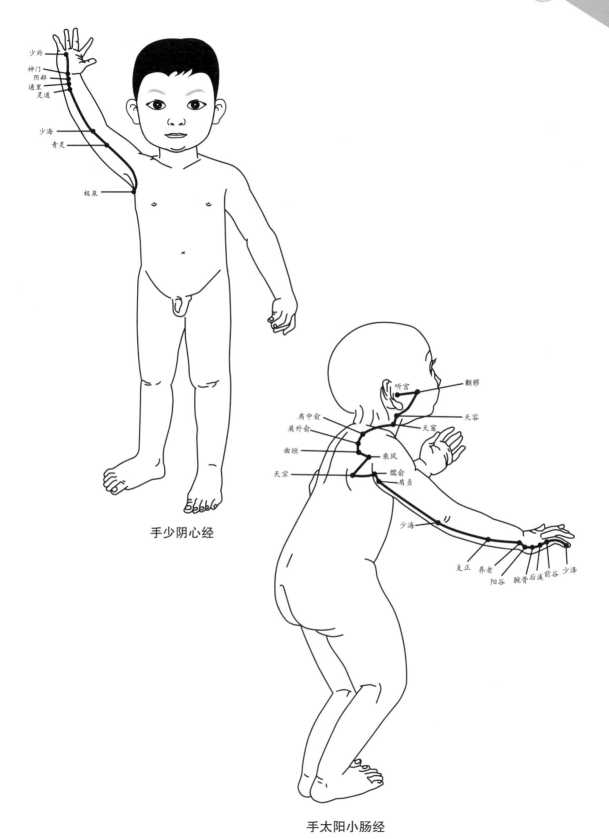

少府
神门
阴郄
通里
灵道

少海
青灵

极泉

手少阴心经

听宫
颧髎
肩中俞
天容
肩外俞
天窗
曲垣
秉风
天宗
臑俞
肩贞
少海
支正
养老
阳谷
腕骨 后溪 前谷 少泽

手太阳小肠经

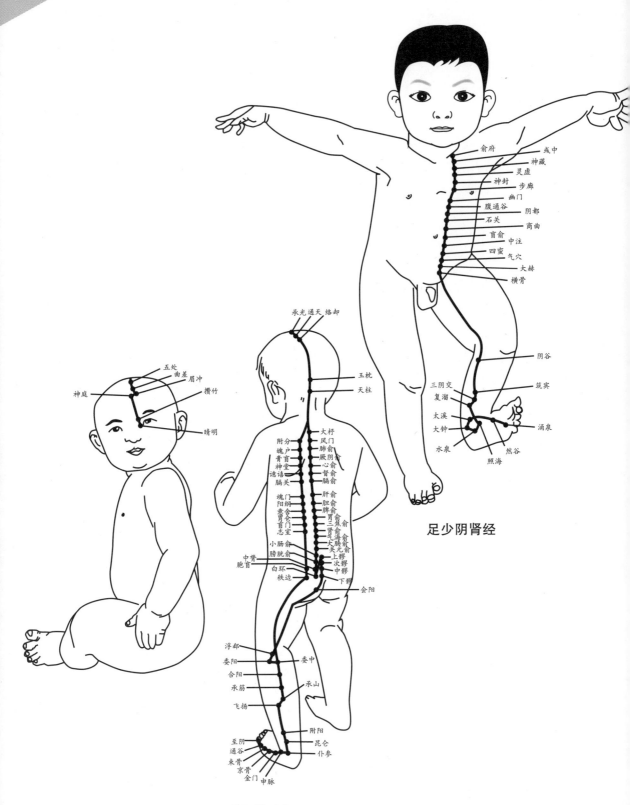

俞府　　威中
神藏
灵虚
神封　　步廊
　　　幽门
腹通谷　　阴都
石关　　商曲
肓俞　　中注
四蛮　　气穴
　　　大赫
　　　横骨

阴谷
三阴交　　筑宾
复溜
太溪
大钟　　　涌泉
水泉
照海　　　然谷

足少阴肾经

承光 通天 络却

五处 曲差 眉冲
神庭　　　　攒竹
　　　　　睛明

玉枕
天柱

附分　　大杼
魄户　　风门
膏肓　　肺俞
神堂　　厥阴俞
譩譆　　心俞
膈关　　督俞
　　　　膈俞
魂门　　肝俞
阳纲　　胆俞
意舍　　脾俞
胃仓　　胃俞
肓门　　三焦俞
志室　　肾俞
　　　　气海俞
　　　　大肠俞
小肠俞　关元俞
膀胱俞　小肠俞
中膂　　膀胱俞
胞肓　　上髎
白环　　次髎
秩边　　中髎
　　　　下髎
　　　　　　　会阳

浮郄
委阳　　　委中
合阳
承筋　　　承山
飞扬

　　　　　附阳
至阴　　　昆仑
通谷　　　仆参
束骨
京骨
金门　申脉

足太阳膀胱经

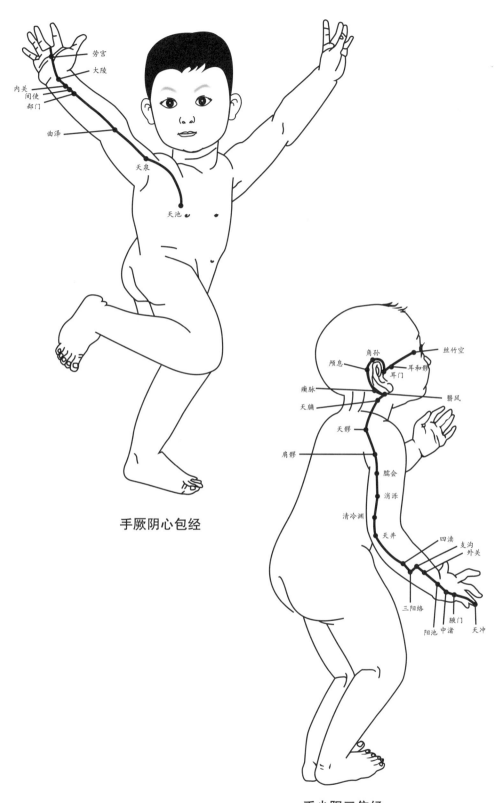

劳宫
大陵
内关
间使
郄门
曲泽
天泉
天池

手厥阴心包经

角孙
颅息
丝竹空
耳门
耳和髎
瘈脉
天牖
翳风
天髎
肩髎
臑会
消泺
清冷渊
天井
四渎
支沟
外关
三阳络
腋门
阳池 中渚
天冲

手少阳三焦经

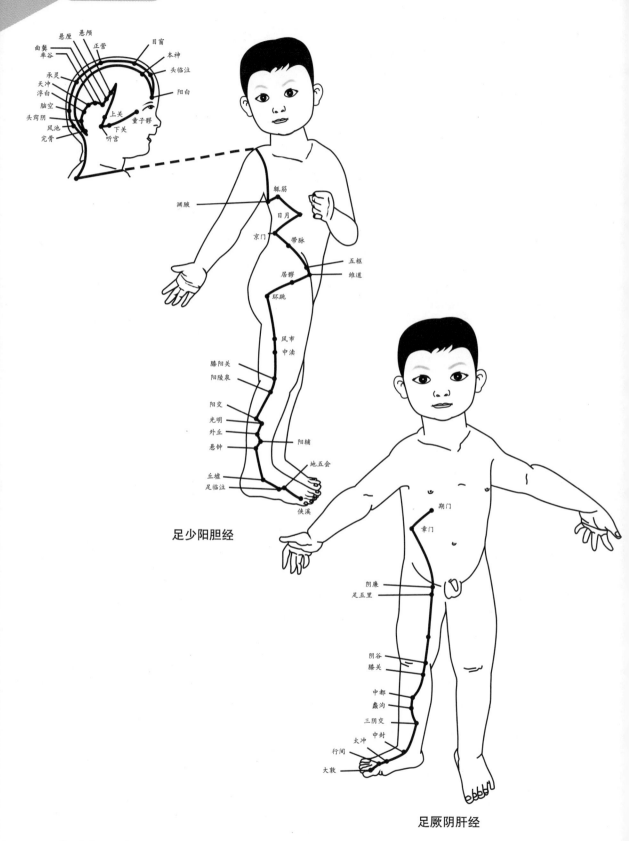

悬厘
悬颅
曲鬓
率谷
承灵
天冲
浮白
脑空
头窍阴
风池
完骨
正营
目窗
本神
头临泣
阳白
上关
下关
听宫
童子髎

辄筋
渊腋
日月
京门
带脉
五枢
维道
居髎
环跳
风市
中渎
膝阳关
阳陵泉
阳交
光明
外丘
悬钟
阳辅
地五会
丘墟
足临泣
侠溪

足少阳胆经

期门
章门
阴廉
足五里
阴谷
膝关
中都
蠡沟
三阴交
中封
太冲
行间
大敦

足厥阴肝经

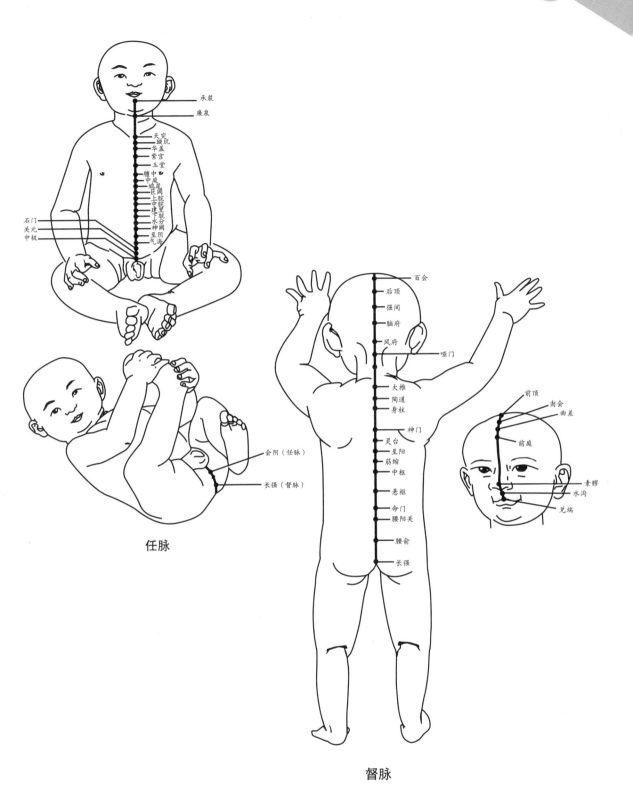

承浆
廉泉
天突
璇玑
华盖
紫宫
玉堂
膻中
中庭
鸠尾
巨阙
上脘
中脘
建里
下脘
水分
神阙
阴交
气海
石门
关元
中极

会阴（任脉）
长强（督脉）

任脉

百会
后顶
强间
脑户
风府
哑门
大椎
陶道
身柱
神门
灵台
至阳
筋缩
中枢
悬枢
命门
腰阳关
腰俞
长强

前顶
囟会
曲差
前庭
素髎
水沟
兑端

督脉

取穴的方法

使用经络穴位，最重要的就是找对位置点，这里介绍几种能简便地找到穴位的方法。

1 找反应 当身体有异常，相应的穴位上便会出现各种反应，这些反应包括：压痛——用手一压，会有痛感；硬结——用手指触摸，有硬结；感觉敏感——稍微一刺激，皮肤便会刺痒；色素沉淀——出现黑痣、斑；温度变化——和周围皮肤有温度差，比如发凉或者发烫。在找穴位之前，先压压、捏捏皮肤看看，如果有以上反应，那就说明找对地方了。

2 记分寸 中医里有"同身寸"一说，就是用自己的手指作为找穴位的尺度。

1寸：主要是拇指同身寸，是以拇指指关节的宽度为1寸。

1.5寸：食指与中指并拢，以中指中节横纹处为准，两指横量作为1.5寸。

2寸：将食指、中指、无名指三指并拢，以中指第一节横纹处为准，三指横量作为2寸。

3寸：将食指、中指、无名指和小指四指并拢，以中指中节横纹处为准，四指横量作为3寸。

以上所说的"寸"，并没有具体数值。"同身寸"中的"1寸"在不同的人身体上长短是不同的，这是由身体比例来决定的。所以"同身寸"只适用于个人身上，不能用自己的"同身寸"在别人身上来找穴位，否则是找不准穴位的。

3 自然标志取穴法 这是以人体表面一些具有明显特征的部位为标志来找取穴位的方法。主要有两种：（1）固定标志法，也就是以人体表面固定不移，又有明显特征的部位作为取穴标志的方法，如以人的五官、爪甲、乳头、肚脐等作为取穴的标志。 例如，关元穴、气海穴以肚脐为标志，长强穴、会阴穴以肛门、尾骨等为标志来测量。（2）活动标志法，是以人体进行某些局部活动后出现的隆起、

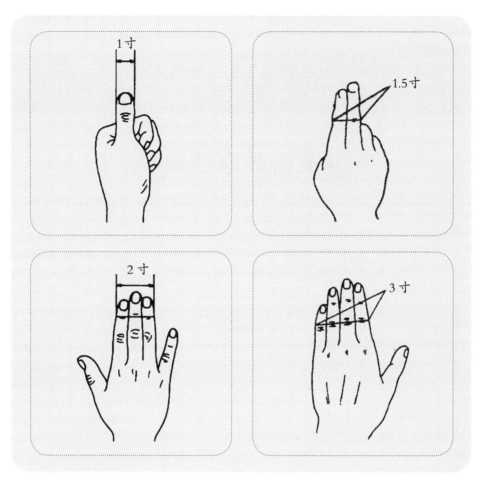

　　图示仅作说明之用，实际应用时，应以小儿"同身寸"结合小儿具体情况而定。

凹陷、孔隙、皱纹等作为取穴标志，如找曲池穴时需要弯曲手臂。

4　记骨骼关节　倘若知道身体哪一部位有什么骨骼，找起穴位就更容易了。比如低头时，可以摸到脖子后部正中的最突出的凸骨，凸骨下是大椎穴；两边肩胛骨的最下端与第七胸椎骨的突起在一条线上，突起下是至阳穴；腰左右两侧突出的骨头，也就是系腰带的位置，跟第四腰椎的突起在一条线上，突起下是腰阳关穴。

·小儿推拿常用穴位（十四经脉）·

头面部穴位表

穴 名	位 置	主 治
百会	在头部正中线与两耳尖连线的交点处。	脱肛、遗尿、腹泻、头痛、惊风、脑瘫
四神聪	在头顶部，百会穴前后左右各旁开1寸处，共4穴。	近视、脑瘫、癫痫、遗尿
上星	在头部，前发际正中直上1寸处。	头痛、目痛、鼻炎、鼻出血、近视眼、癫痫
头维	在额角发际正上0.5寸处。	头痛、近视眼、结膜炎、眼睑瞤动
印堂	在额部两眉头的中间。	鼻炎、感冒、头痛
太阳	在颞部，眉梢与外眼角连线的中点，向后约1寸的凹陷处。	感冒、面瘫、目赤痛、牙痛、惊风
阳白	在头部，眉上1寸，瞳孔直上。	眼睑瞤动、眼睑下垂、迎风流泪、口眼歪斜
天应	在眉头下方凹陷处。	近视
丝竹空	在眉梢外端凹陷处。	结膜炎、睑腺炎、近视、眼睑瞤动、牙痛
瞳子髎	在外眼角旁0.5寸眶骨外缘凹陷处。	结膜炎、睑腺炎、怕光、迎风流泪、近视、夜盲
鱼腰	在眉毛的中心。	眼睑瞤动、眼睑下垂、近视、结膜炎
攒竹	在眉毛内侧端，内眼角的上方。皱起眉头时，眉头内侧端隆起处，就是攒竹穴。此处眉毛似簇聚的竹叶，所以叫攒竹。	面瘫、感冒、近视

睛明	在面部，眼眶内缘与眼睑内侧之间，即内眼角稍上方凹陷处。取穴时，闭上眼睛，用拇指和食指捏住鼻梁的顶端两侧凹陷处，即是睛明穴。	斜视、近视、结膜炎、睑腺炎、眼睑瞤动
承泣	在眼眶下缘正中。	眼睑瞤动、近视、结膜炎
四白	目正视，瞳孔直下，眶下孔凹陷处即是本穴。取穴时，从下眼眶骨边缘直下约3分，正对黑眼珠正中，用手指掐按有个凹窝（即眶下孔），就是本穴。	近视、结膜炎、睑腺炎、眼睑瞤动
鼻通	鼻翼上方，鼻唇沟尽处。	鼻炎、面神经麻痹、鼻出血
下关	在面部耳屏前方，颧骨弓下缘，闭嘴时凹陷中。取穴时，闭嘴，在小耳朵（耳屏）前边约一横指，颧骨弓下可触及凹窝，就是本穴。如果张口，凹窝会鼓起来。	牙关不利、面瘫、牙痛
听宫	在面部耳屏正中前方，下颌骨髁状突的后方，张口时呈凹陷处。	头痛、目眩、面瘫、牙痛、聋哑、耳痛
迎香	在鼻翼外缘中点旁，鼻唇沟中。鼻翼两旁向下，左右两边各有一道沟纹，叫鼻唇沟。迎香穴就在鼻翼外缘中点与鼻唇沟的中间。	鼻炎、口歪、鼻出血
大迎	在面颊部，下颌角前动脉搏动处。	牙关不利、口歪、牙痛、腮腺炎
地仓	在面部，口角外侧，上直对瞳孔。	眼睑瞤动、口眼歪斜、牙痛、流涎、鼻出血
颊车	在面颊部，下颌骨陷上方的咬肌中，咬牙时肌肉隆起，按之凹陷处。	口眼歪斜、牙关紧闭、牙痛、腮腺炎
人中	在面部，人中沟上1/3与中1/3交点处。	面瘫、鼻出血、惊风、昏厥、抽搐
承浆	下唇下方正中凹陷处。	牙关不利、面瘫、牙痛、惊风、流涎、口舌生疮
翳风	位于耳垂后方，乳突与下颌角之间的凹陷处。翳风穴的上方是一块凸起的乳突（耳后高骨），下方是下颌角。可将耳垂微向内折，于乳突前下方凹陷处取穴（张口时凹陷明显）。用手指按压，会有嗓子发紧、发憋很不好受的感觉。	感冒、面瘫、腮腺炎、牙痛、耳聋、呃逆

穴 名	位 置	主 治
风府	在后颈部，发际正中直上1寸，枕外隆凸直下，两侧斜方肌之间的凹陷处。风府穴与耳垂相平，取穴的时候，两手掌并拢各平放在两耳垂下，然后分别平移至后颈，速度保持一致，两手的交汇点就是风府穴。	感冒、发热、头痛、中暑、鼻出血
风池	在后颈部，枕骨之下，与风府穴相平，胸锁乳突肌与斜方肌上端之间的凹陷处。风池穴有左右两处，以头部正中线为对称轴，穴位就在后头骨下两条大筋外缘的陷窝中，与耳垂齐平。取穴的时候，低头，从枕骨粗隆两侧向下推按，当至枕骨下凹陷处与乳突（耳后高骨）之间时，用力按有麻胀感处即是。	感冒、头痛、发热、鼻炎、近视、落枕
哑门	位于颈部，后发际正中直上0.5寸，第1颈椎棘突下方。取穴时坐正，略微低头俯视，用手摸索第一颈椎棘突与第二颈椎之间的凹陷处，这里就是哑门穴。也可以将头部后仰，然后用手摸索颈后横向凹陷的地方，横凹处和头顶正中线的交汇点就是哑门穴。	咽喉疼痛、头痛、鼻出血、聋哑

躯干前面穴位表

穴 名	位 置	主 治
云门	在胸前壁外上方，前正中线旁开6寸，锁骨外端下缘凹陷中。当用手叉腰的时候，在锁骨外端（即肩峰端）的下缘处，就出现一个三角形的凹窝，这个凹窝的中心就是云门穴。	咳嗽、支气管炎、肺炎
中府	在胸前壁外上方，前正中线旁开6寸，平第1肋间隙，也就是云门穴直下约1寸处就是本穴。	咳嗽、支气管炎、肺炎
天突	天突穴位于颈部，在前正中线上，胸骨上窝中央，与锁骨上缘平齐。取穴时，顺着两条锁骨往中央的方向找，可以摸到锁骨中间的凹陷，就是天突穴。	哮喘、咳嗽、呕吐、打嗝、扁桃体炎
璇玑	位于天突穴下1寸，胸骨正中处。	哮喘、咳嗽、咽喉肿痛、食积、腹胀、呕吐
膻中	在胸骨中线上，平第四肋间隙，当两乳头连线的中点。	咳嗽、哮喘、呕吐、胃痉挛、打嗝

期门	在胸部，乳头直下，第6肋间隙内端，前正中线旁开4寸	厌食、腹痛、呕吐、泄泻
章门	在侧腹部，第11肋外端的下方。取穴时，垂肩屈肘，上臂贴于胁肋部，肘尖下就是穴位。	腹痛、腹胀、腹泻、呕吐、便秘、黄疸
天枢	脐窝旁开2寸处。即肚脐左右两侧三指宽的地方。将食指、中指、无名指三指并拢，距肚脐三指的宽度就是两处天枢穴的所在。	腹泻、便秘、肠胀气、消化不良、恶心、脱肛
中脘	在上腹部前正中线上，脐中上4寸，恰当心口窝上边正中（即胸骨体下端）到肚脐正中连线的二分之一处。胸骨体是胸部正中连接左右肋骨的那根直的骨头，靠近肚子的一端叫下端，靠近咽喉的一端叫上端。	呕吐、厌食、消化不良、腹胀、腹泻、腹痛
神阙	脐窝中央。	腹痛、腹胀、腹泻、脱肛
气海	在下腹部，前正中线上，脐中下1.5寸。取穴时，从肚脐往下两横指（食、中两指）处就是气海穴。	遗尿、腹泻、腹胀、绕脐腹痛、食欲不振
关元	在下腹部，前正中线上，脐中下3寸，即肚脐下面四横指宽的地方。	遗尿、腹泻、脱肛
水道	在下腹部，脐中下3寸，再旁开2寸，也就关元穴左右各旁开三横指处。	小便不利、小腹张满、疝气、小儿鞘膜积液
中极	在下腹部，前正中线上，脐中下4寸，也就是关元穴往下一横指处。	小便不利、遗尿、小腹痛、疝气

躯干后面穴位表

穴 名	位 置	主 治
大椎	在后正中线上，第7颈椎棘突下（第1胸椎棘突上）凹陷中。大椎穴位于后颈部下端，大约与肩齐平。取穴时，把头低下，用手在颈后摸索，会在颈后正中摸到一块隆起的硬骨，这就是第七颈椎棘突，在它的下缘凹陷的地方就是大椎穴。	感冒、发热、头痛、咳嗽、哮喘、中暑、惊风、落枕、湿疹、风疹

定喘	在背部，大椎穴左右旁开0.5寸处。	咳嗽、哮喘、支气管肺炎
肩井	位于肩部，在大椎穴与锁骨肩峰端（肩部的最高点）连线的中点上。如果以肩井穴为起点，向乳房处垂直下去，正好经过我们双乳的乳头。	臂丛神经损伤、感冒、惊风
风门	在背部，第2胸椎棘突下旁开1.5寸。取穴时先确定大椎穴的所在，由此往下推两个椎骨为第2胸椎棘突，在该棘突下左右旁开食、中两横指宽处，就是风门穴	感冒、鼻塞、流涕、咳嗽、哮喘、支气管肺炎、百日咳
天宗	大致在肩胛骨的正中，冈下窝中央凹陷处，与第4胸椎相平。取穴时，端坐，两肩自然下垂，将左手由颈下过肩，搭在右肩背上，五根手指向后背呈自然下垂的状态，这时中指尖所触及的凹陷处就是天宗穴。寻找左侧天宗穴的方法与之相同。	臂丛神经损伤、落枕、面颊肿痛、咳嗽、气喘
膏肓	在背部，第4胸椎棘突下左右各旁开3寸处。	咳嗽、哮喘、支气管肺炎、盗汗
命门	在腰部后正中线上，第2腰椎棘突下凹陷中。肚脐的神阙穴与命门穴前后相对。取穴时，可以将双手食指相交在肚脐上，然后从肚脐出发，左右分别往腰部后面水平绕去，两手食指交会的地方就是命门穴。	腹泻、脑瘫、遗尿
腰阳关	在腰部后正中线上，第4腰椎棘突下凹陷中，约与髂嵴平齐。取穴时，先摸及两胯骨最高点（即髂嵴），与这两个最高点平齐的脊椎，即为第4腰椎，其棘突下凹陷处便是腰阳关穴。	脊髓灰质炎后遗症
肺俞	在背部，第3胸椎棘突下左右各旁开1.5寸处。	感冒、喘咳、痰鸣、支气管肺炎、鼻炎、盗汗、自汗
厥阴俞	在背部，第4胸椎棘突下左右各旁开1.5寸处。	尿路感染、尿潴留、胃痛、呕吐
心俞	在背部，第5胸椎棘突下左右各旁开1.5寸处。	夜啼、口腔溃疡、惊悸、癫痫、盗汗
膈俞	在背部，第7胸椎棘突下左右各旁开1.5寸处。	打嗝、胃痛、呕吐

肝俞	在背部，第9胸椎棘突下左右各旁开1.5寸处。	黄疸、胁痛、肝炎、目糊、癫痫
胆俞	在背部，第10胸椎棘突下左右各旁开1.5寸处。	近视、结膜炎、黄疸、口苦、呕吐
脾俞	在背部，第11胸椎棘突下左右各旁开1.5寸处。	消化不良、厌食、腹胀、呕吐、腹泻、夜啼、黄疸
胃俞	在背部，第12胸椎棘突下左右各旁开1.5寸处。	消化不良、厌食、胃痛、反胃、呕吐、腹泻
三焦俞	在腰部，第1腰椎棘突下左右各旁开1.5寸处。	遗尿、腹泻、腹胀、肠鸣
肾俞	在腰部，第2腰椎棘突下左右各旁开1.5寸处。	肾炎、尿路感染、尿潴留、遗尿、脑瘫
大肠俞	在腰部，第4腰椎棘突下左右各旁开1.5寸处。	腹泻、便秘、脱肛
小肠俞	在骶部，第1骶椎棘突下左右各旁开1.5寸处。	尿路感染、尿潴留、腹泻
膀胱俞	在骶部，第2骶椎棘突下左右各旁开1.5寸处。	尿路感染、尿潴留、遗尿、腹泻、便秘
夹脊	在背腰部，第1胸椎至第5腰椎棘突下两侧，后正中线旁开0.5寸，一侧17穴。	相应脊髓阶段神经支配的脏器病变
八髎	在第1、2、3、4骶骨孔中，分别为上髎、次髎、中髎、下髎，沿脊柱两侧分布，左右各4个穴位。取穴时，以食指尖按在小肠俞穴与脊椎正中线的中间，小指按在尾骨上方小黄豆大小的圆骨突起（叫骶角）的上方，中指与无名指相等距离分开下按，各手指尖所到达的地方是：食指为上髎，中指为次髎，无名指为中髎，小指为下髎。	尿路感染、尿潴留、遗尿、腹泻

上肢穴位表

穴 名	位 置	主 治
肩髃	臂外展或向前平伸时，肩峰前下方出现的凹陷处。	臂丛神经损伤、咳嗽、感冒、瘾疹
肩髎	臂外展或向前平伸时，肩峰后下方出现的凹陷处，与肩髃穴平齐，相距寸许。	臂丛神经损伤、瘾疹
极泉	腋窝正中动脉搏动处。	臂丛神经损伤、心悸、咽干、烦渴
臂臑	肩膀外侧三角肌下端，曲池穴上7寸处。当胳膊用力时，在肩膀头下呈现一块突出的、呈三角形的肌肉，叫三角肌。本穴就在三角肌下端偏内侧处。	臂丛神经损伤、颈项拘挛、颈部淋巴结炎、结膜炎、脸腺炎初起
青灵	在臂内侧，肘横纹上3寸，肱二头肌的内侧沟中。	臂丛神经损伤、头痛、目黄
尺泽	在肘横纹中，肱二头肌腱桡侧凹陷处。取穴时，掌心向上并微屈手肘，在肘弯里可摸到一条大筋（肱二头肌腱），靠这条大筋的桡侧（拇指侧），当肘横纹上，可摸及一凹陷，就是本穴。	咳嗽、气喘、咽喉肿痛、胸部胀满、肘臂挛痛、便秘
曲泽	在肘横纹中，当肱二头肌腱的尺侧缘凹陷处。取穴时参照尺泽穴，曲泽穴是在肱二头肌腱的尺侧（小指侧）肘横纹中。	胃痛、呕吐、泄泻、肘臂痛、中暑、手足抽搐
曲池	肘关节弯曲成直角，顺着横纹指示的方向，曲池穴就在肘外侧横纹尽处凹陷的地方。或者，在肘关节拇指侧可摸及一高骨（肱骨外上髁），该骨与尺泽穴连线的中点即曲池穴。	感冒、咽喉肿痛、牙痛、目赤痛、湿疹、吐泻
手三里	前臂桡侧，曲池穴下2寸处，也就是曲池穴往下三指宽的地方。取穴时，先将手臂弯曲成直角状，然后将对侧食、中、无名三指并拢放在手肘弯曲的地方，手肘弯曲处向前三指宽的位置就是手三里穴。	牙痛、面肿、落枕、手臂痹痛、急性腰扭伤

外关	前臂背侧正中，腕背横纹上2寸处，尺骨与桡骨之间。取穴时，掌心向下，手腕微上抬，我们的手腕关节背侧会出现横纹，外关穴就在手腕横纹中点往上三指宽的地方，前臂两骨头之间的凹陷处。	头痛、发热、目赤肿痛、臂丛神经损伤、踝关节扭伤
内关	在前臂掌侧中线，腕横纹上2寸处，两筋之间。将右手中间三个手指并拢，把其中的无名指放在左手腕横纹上，这时右手食指和左手腕相交叉的中点，就是内关穴。更具体来说，攥紧拳头，这时候内关穴处会出现两根筋，内关穴就在两根筋之间。对侧的穴位也按同样的方法来找。	呕吐、恶心、胃痛、哮喘、心悸
列缺	在前臂桡侧缘，桡骨茎突上方，腕横纹上1.5寸处。取穴时，左右两手虎口相交叉，一手食指压在另一手腕后高骨（桡骨茎突）的正上方，当食指尖到达的地方，有个小凹窝，就是本穴。	感冒、头痛、咳嗽、气喘、咽喉肿痛、口眼歪斜、牙痛
神门	仰掌，前臂尺侧，腕后横纹头凹陷中。神门穴就在我们手腕横纹的内侧（小指侧）。用拇指按压手腕关节内侧处，也就是手掌小鱼际的上角，会触及一块突出的圆骨（俗称豌豆骨），神门穴就在这块圆骨下方凹陷的地方。	臂丛神经损伤、惊悸、癫痫
合谷	位于手背虎口处，手背第1、2掌骨间。取穴时，可以将拇指和食指张成45度角，此穴位就在两指骨延长线的交点处；或将一手拇指的指关节横纹压在另一手虎口指蹼缘上，弯曲拇指，拇指尖下即是合谷穴。	感冒、咽喉肿病、结膜炎、鼻炎、腮腺炎、牙痛、面瘫、腹痛
鱼际	手外侧，第1掌骨桡侧中点赤白肉际处。取穴时，掌心向上，把拇指伸直，微握拳，腕关节稍向下屈曲，鱼际穴就在我们拇指指根下面肌肉隆起处开始微微泛白的皮肤这里（赤白肉际，即手掌面与背面交界处），拇指根部和手腕连线的中点。	感冒、发热、支气管炎、肺炎、哮喘、咽喉肿痛、鼻炎、大便干燥、臂丛神经损伤
少商	拇指末节桡侧，指甲角侧上方0.1寸处。少商穴就在拇指靠外侧的一角，甲根旁边约2毫米的地方；或者从拇指指甲外侧及基底部各做一线，其交叉点即是穴位。	感冒、发热、咳喘、咽喉肿痛、鼻出血、打嗝、中暑、昏迷、癫狂、惊风

下肢穴位表

穴 名	位 置	主 治
涌泉	在足底，卷足时足底掌心前部凹陷处，约当足底前1/3与中1/3连接处。	头痛、发热、过敏性鼻炎、呕吐、腹泻、遗尿
内庭	位于脚背第2、3趾缝正中略后一些，即向脚腕方向移半拇指宽可触及的凹陷处。	口臭、牙痛、磨牙症、咽喉痛、鼻出血、便秘、小儿溢乳
行间	在足背侧第1、2趾间，趾蹼缘后方赤白肉际处。也就是大脚趾和二脚趾之间连接处的缝纹头凹陷处，稍微靠近大脚趾一侧。相对于周围皮肤的颜色，这里比较白皙。	鼻出血、鼻炎、假性近视、目赤、牙痛、腮腺炎、口腔溃疡
太冲	在足背侧第1、2跖骨间隙的后方凹陷处。取穴时，将手指放在脚大趾和二趾间夹缝，然后向足背上推，直到两脚趾骨相交处（趾缝间向上约二横指宽），压之能感觉到动脉应手，就是太冲穴。	鼻出血、目赤肿痛、疝气、惊风、癫痫、遗尿
大钟	内踝后下方，跟骨上缘，跟腱附着部前缘凹陷处。也就是与内踝下缘平齐靠跟腱的地方。	咳嗽、气喘、便秘、先天性足外翻
丘墟	位于足外踝的前下方。当趾长伸肌腱的外侧凹陷处。取穴时，在外踝前缘直下线与下缘平齐横线的交叉点上，可触及一凹窝，就是本穴。	先天性马蹄内翻足、脊髓灰质炎后遗症、下肢痛、踝关节痛
公孙	在足大趾内侧后方，有个最突起的关节，叫第1跖趾关节，本穴就在第1跖趾关节后约一横指赤白肉际处，正当第1跖骨基底内侧前下缘。	胃痛、呕吐、小儿溢乳、消化不良、肠鸣、腹痛、泄泻
太溪	内踝后方，内踝尖与跟腱之间的凹陷处。	感冒、咽炎、牙痛、咳嗽、气喘、厌食、遗尿、先天性马蹄内翻足
水泉	太溪穴直下1寸，跟骨结节内侧凹陷中。	先天性足外翻、腹痛、膀胱炎
申脉	由外踝尖直下，距离外踝下缘5分处的凹陷中。	踝关节扭伤、脊髓灰质炎后遗症、目赤痛、落枕、癫痫

昆仑	在足外踝后方，外踝尖与跟腱之间的凹陷处。	先天性马蹄内翻足、踝关节扭伤、脊髓灰质炎后遗症、小腿抽筋、癫痫、晕厥
解溪	足背踝关节前横纹中点，两筋之间凹陷中。	先天性足外翻、坐骨神经损伤、惊风、吐泻、牙痛、目赤
三阴交	在小腿内侧，足内踝尖上3寸，胫骨内侧缘后方。在我们脚踝内侧上方，摸起来有一块突骨（内踝尖），将除拇指外的其他四指并拢，小指紧贴突骨尖，垂直往上，食指的上缘就是三阴交穴。	肠鸣、泄泻、腹胀、消化不良、皮肤过敏、湿疹、荨麻疹、神经性皮炎、遗尿、先天性马蹄内翻足
绝骨	在小腿外侧，外踝尖上3寸，腓骨前缘。	坐骨神经损伤、脊髓灰质炎后遗症、踝扭伤
委中	在腘窝横纹中央，两筋中间。	坐骨神经损伤、脊髓灰质炎后遗症、惊风抽搐、中暑、吐泻、遗尿
承山	在小腿后面正中，伸直小腿时腓肠肌肌腹（小腿肚）下出现尖角（"人"字纹）凹陷处。如果"人"字纹不明显时，可从委中穴到脚后跟上与外踝尖平齐处连线的中间取穴。	生长痛、小腿抽筋、坐骨神经损伤、腹痛、腹泻、疝气、脱肛
阴陵泉	屈膝，膝关节内侧向下，胫骨内侧髁后下方凹陷处。"阴"，指膝关节内侧；"陵"，高突的山丘，指高而圆的骨突起（胫骨内侧髁）；泉，此处指凹陷，所以阴陵泉穴就在小腿内侧胫骨内侧髁下方的凹陷处，与胫骨粗隆下缘平齐。	遗尿、尿潴留、尿路感染、肠炎、腹胀、黄疸
阳陵泉	屈膝，膝关节外侧向下，腓骨小头前下方凹陷处。	近视，坐骨神经损伤、膝关节痛、踝关节扭伤、呕吐、惊风、便秘
地机	在小腿内侧，胫骨内侧缘后，内踝尖与阴陵泉的连线上，阴陵泉下3寸处。	踝扭伤、腹痛、腹胀、腹泻、水肿
膝阳关	在膝部，股骨外上髁后上缘，股二头肌腱与髂胫束之间的凹陷中。取穴时，从阳陵泉穴直上四横指，正当膝上内侧一凸起大高骨（股骨外上髁）的上方凹窝处，就是本穴。	膝关节病变、腘筋挛急、下肢痿软

风市	大腿外侧中线，两手下垂时中指尖所指处。	坐骨神经损伤、脊髓灰质炎后遗症、瘾疹不出
膝眼	在髌骨下缘，髌韧带的外侧、内侧的两个凹陷处。取穴时，屈膝，膝盖下面两侧凹陷中即是本穴（内凹陷为内膝眼，外凹陷为外膝眼）。	膝关节及周围软组织损伤、黄疸、呕吐。
足三里	在小腿前外侧，外膝眼穴下3寸处，距胫骨前缘一横指，也就是外膝眼穴下四横指的地方。	消化不良、厌食、呕吐、腹痛、腹泻；强壮要穴
上巨虚	在小腿前外侧，外膝眼穴下6寸处，距胫骨前缘一横指。或者，足三里穴直下四横指的地方。	腹泻、痢疾、腹痛、阑尾炎
下巨虚	在小腿前外侧，外膝眼穴下9寸处，距胫骨前缘一横指。或者，上巨虚穴直下四横指的地方。	呕吐、小腹痛、腹泻、厌食
丰隆	在小腿前外侧，外踝尖上8寸处，距胫骨前缘二横指。或者，从外踝前缘（平齐外踝尖）至外膝眼连线，丰隆穴就在连线的二分之一的地方。	咳嗽、痰多、哮喘、高热惊厥、便秘
梁丘	屈膝，在大腿前面，髌底上2寸处。或者，从膝盖外上缘直上三横指处。	腹痛、膝关节及周围软组织病症
血海	屈膝，在大腿内侧，髌底内侧端上2寸，股内侧肌隆起处。	膝关节及周围软组织损伤、湿疹、荨麻疹、厌食、贫血
伏兔	在股前区，髂前上棘与髌底外侧端的连线上，膝盖上缘上方6寸，伸腿时肌肉隆起处。	腹痛、疝气、脑瘫、坐骨神经损伤
环跳	在股外侧部，股骨大转子最凸点与骶管裂孔连线的外三分之一与中三分之一交点处。取穴时，侧身卧，伸下腿，屈上腿（成90度），以拇指指关节横纹按在大转子头上，拇指指向脊椎，当拇指尖到达的地方，就是本穴。	急性腰扭伤、坐骨神经损伤、下肢病症、臀部病变、风疹
承扶	在股后区，臀沟的中点。趴着取穴，本穴就在屁股后与大腿形成的一道横沟纹的中央。	腰、骶、臀、股部疼痛、大便难。

·**小儿推拿常用特定穴位**·

　　小儿推拿特定穴是指除十四经穴和经外奇穴以外，只有小儿推拿才应用到的一些特定穴位。这些穴位不像十四经穴那样归属于经络系统，而是散在地分布于全身各部，且以两手居多，有所谓"小儿百脉汇于两掌"之说。在形态上小儿推拿特定穴不仅有"点"状，还有"线"状和"面"状，如下图所示。

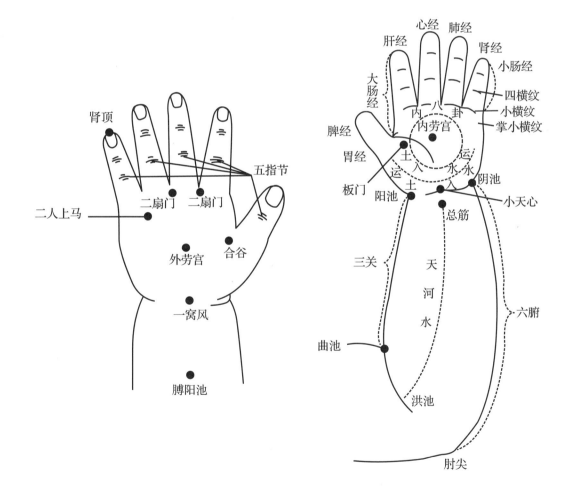

上肢穴位图

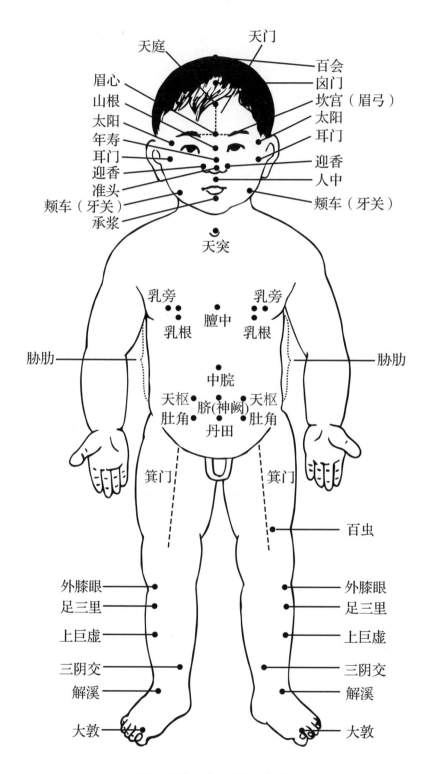

正面穴位图

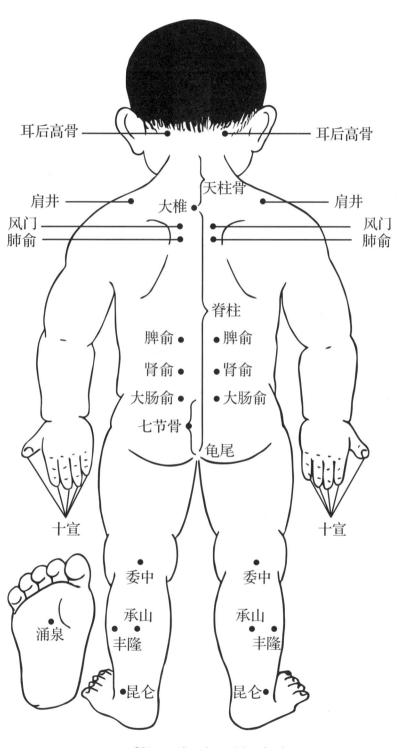

耳后高骨 —— 耳后高骨

肩井 大椎 天柱骨 肩井

风门 风门

肺俞 肺俞

脊柱

脾俞 脾俞

肾俞 肾俞

大肠俞 大肠俞

七节骨 龟尾

十宣 十宣

委中 委中

承山 承山

涌泉 丰隆 丰隆

昆仑 昆仑

背面穴位图

头面部穴位

1 天门

位置 两眉中间（眉心）至前发际成一直线。

操作 两拇指由下至上交替直推，称为"开天门"。

次数 30 ~ 50次。

作用 疏风解表，开窍醒脑，镇静安神。

主治 发热、头痛、感冒、精神萎靡、惊烦不安等。

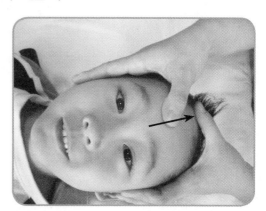

临床应用

"开天门"常用于外感发热、头痛等病症，多与"推坎宫""揉太阳"等合用；若惊烦不安、躁动不宁，多与"清肝经""揉百会"等合用。

2 坎宫（眉弓）

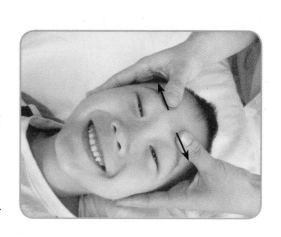

位置 自眉头起至眉梢成一横线。

操作 两拇指自眉头向眉梢方向分推，称为"推坎宫"。

次数 30 ~ 50次。

作用 疏风解表，醒脑明目，止头

痛。

主治 外感发热、惊风、头痛、目赤痛。

临床应用

　　"推坎宫"常用于外感发热、头痛等病症，多与"开天门""揉太阳"等合用；若用于治疗目赤痛，则多与"清肝经""掐揉小天心""清天河水"等合用。亦可推后点刺出血或用掐按法，以增强疗效。

3 山根（山风）

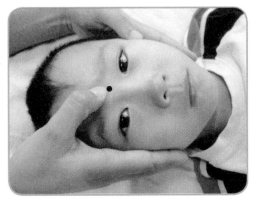

位置 鼻根部，两内眼角中间，鼻梁低凹处。

操作 用拇指甲掐。

次数 3～5次。

作用 开窍醒脑，镇静定神。

主治 惊风，抽搐、昏迷。

临床应用

　　本穴除用于治疗疾病外，还用于诊断，如见"山根"处青筋显露，多提示脾胃虚寒或惊风。

4 颊车（牙关）

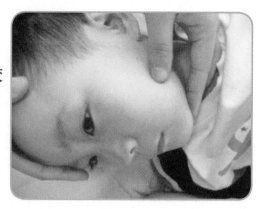

位置 下颌骨陷上方的咬肌中，咬牙时肌肉隆起处。

操作 用拇指按或中指揉。

次数 5～10次。

作用 开噤闭，止牙痛。

主治 牙关紧闭、口眼歪斜。

临床应用

"按颊车"主要用于牙关紧闭，若口眼歪斜则多用"揉颊车"。

5 囟门

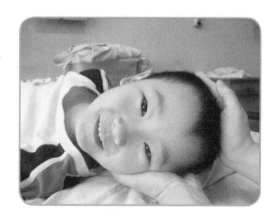

位置 前发际正中直上两寸，百会穴（头顶正中线与两耳尖连线交点）前凹陷中。

操作 手掌心正对囟门，轻轻抚摩。

次数 50～100次。

作用 镇惊，安神，通窍。

主治 头痛、惊风、神昏、烦躁、鼻塞、衄血等。

临床应用

"抚摩囟门"多用于头痛惊风、鼻塞等病症。临床操作时需注意不可用力按压。

6 耳后高骨

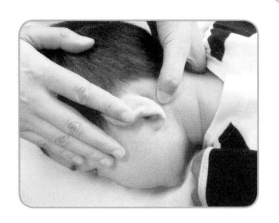

位置 耳后入发际高骨下凹陷中。

操作 用两拇指或中指端揉。

次数 30 ~ 50次。

作用 疏风解表。

主治 头痛、惊风、烦躁不安。

临床应用

　　"揉耳后高骨"治疗感冒头痛，多与"开天门""推坎宫"等合用。还能安神除烦，可治疗神昏烦躁等病症。

---

7 天柱骨

位置 枕骨下，沿颈后发际正中至大椎穴（参见本书第29页）成一直线。

操作 用拇指指面或食、中指指面自上向下直推，称为"推天柱"。或用瓷汤匙的边蘸水自上而下刮，称为"刮天柱"。

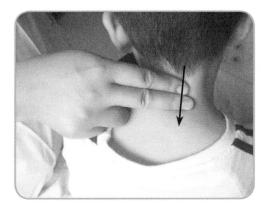

次数 推100 ~ 500次；刮至皮下轻度瘀血即可。

作用 祛风散寒，降逆止呕。

主治 恶心、呕吐、项强、发热、惊风、咽痛等病症。

临床应用

"推、刮天柱"主要用于治疗恶心、呕吐、外感发热、项强等病症。治疗呕吐，多与"横纹推向板门""揉中脘"等合用；治疗外感发热、项强等，多与"拿风池""掐揉二扇门"等合用。

胸腹部穴位

1 乳旁

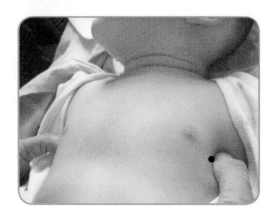

位置 乳头向外旁开一横指。

操作 用拇指或中指端揉。

次数 20～50次。

作用 宽胸理气，止咳化痰。

主治 胸闷、咳嗽、痰鸣、恶心、呕吐。

临床应用

"揉乳旁"可治疗痰湿或痰热咳嗽，常与"清肺经""清天河水""揉乳根"等合用。

2 乳根

位置 乳头下方第五肋间。

操作 用拇指或中指端揉。

次数 20～50次。

作用 宽胸理气，止咳化痰。

主治 胸闷、咳嗽、痰鸣、恶心、呕吐。

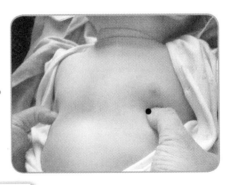

临床应用

　　"揉乳根"可治疗痰湿或痰热咳嗽，常与"清肺经""清天河水""揉乳旁"等合用。

3 胁肋

位置 从腋下两胁至天枢穴（参见本书第29页）处。

操作 两掌从腋下搓摩至天枢穴处，称为"搓摩胁肋"，又称为"按弦走搓摩"。

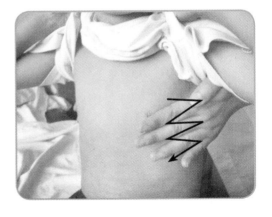

次数 50～100次。

作用 顺气化痰，降气消积。

主治 胸闷、胁痛、痰喘气急、疳积、肝脾肿大等病症。

临床应用

　　"搓摩胁肋"对小儿由于食积、痰壅、气逆所致的胸闷、腹胀等有很好的疗效。若肝脾肿大，则需久久搓摩。但对中气下陷、肾不纳气者慎用。

4 腹

位置 整个腹部。

操作 自中脘沿两肋弓边缘向两旁分推，称分腹阴阳。也可用手掌或四指指面摩腹。

次数：分推 100 ~ 200 次；摩腹 5 分钟。

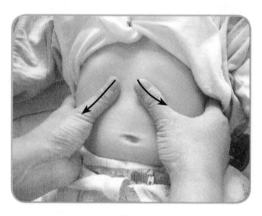
分腹阴阳

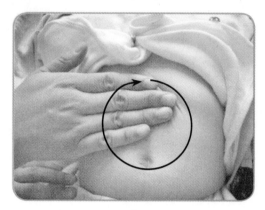
摩腹

作用：健脾和胃，理气消食。

主治：消化不良、食欲不振、腹痛、腹胀、恶心、呕吐、腹泻、便秘。

临床应用

"分腹阴阳""摩腹"，对于小儿恶心、呕吐、腹泻、便秘、腹胀、乳食积滞、厌食等属于气机不调畅者效果较好。常与"捏脊""按揉足三里"合用，作为小儿保健手法。

5 脐

位置 肚脐正中。

操作 用指端或掌根揉，称为"揉脐"；用指摩或掌摩，称为"摩脐"；用双手拇指和食指两两相对，同时用力提捏并抖动肚脐，称为"抖脐"；用食、中、无名指自剑突经脐推向耻骨联合，称为"推脐"。

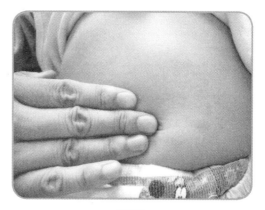

揉脐

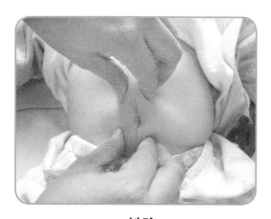

抖脐

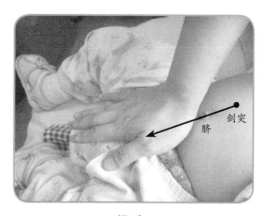

剑突
脐

推脐

次数 揉 100 ~ 300 次；摩 5 分钟；抖 5 ~ 10 次；推 5 ~ 10 次。

作用 温阳散寒，补益气血，健脾和胃，消食导滞。

主治 腹胀、腹痛、食积、便秘、肠鸣、吐泻。

临床应用

　　"揉脐""摩脐"多用于腹泻、便秘、腹痛、疳积等病症。临床上"揉脐""摩脐"常与"推上七节骨""揉龟尾"配合应用，简称"龟尾七节，摩腹揉脐"，治疗腹泻效果较好。"抖脐"和"推脐"多用于治疗肠梗阻。

6 丹田

位置 脐下 2 寸与 3 寸之间。

操作 或揉或摩，称"揉丹田"或"摩丹田"。

次数 揉 50 ~ 100 次；摩 5 分钟。

作用 培肾固本，温补下元，泌别清浊。

主治 腹痛、腹泻、脱肛、遗尿、疝气、尿潴留、小便短赤。

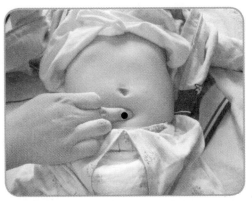

揉丹田　　　　　　　　　　　摩丹田

临床应用

　　"揉、摩丹田"多用于小儿先天不足、寒气凝聚引起的腹痛、脱肛、疝气、遗尿等病症，常与"补脾经""推三关""揉外劳宫"等合用。"揉丹田"对尿潴留有一定效果，临床上常与"推箕门""清小肠"等合用。

7 肚角

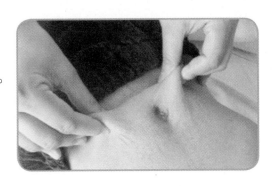

位置 脐下 2 寸旁开 2 寸之大筋处。

操作 用拇、食、中三指做拿法，称为"拿肚角"。

次数 3 ~ 5 次。

作用 解痉止痛。

主治 腹痛、腹胀、腹泻。

临床应用

　　"拿肚角"是治疗腹痛的要法，对各种原因引起的腹痛均可应用，特别是对寒痛、伤食痛效果较好。本法刺激较强，一般拿3～5次即可，不可按拿时间过长。为了防止患儿哭闹影响手法的进行，可在诸手法推完之后再拿此穴。

手及前臂部穴位

1 脾经

位置 拇指桡侧缘赤白肉际处，由指尖到指根成一直线。

操作 旋推为补，或将小儿拇指屈曲，循拇指桡侧边缘自指尖向指根方向直推为补，称为"补脾经"；将小儿拇指伸直，由指根向指尖方向直推为清，称为"清脾经"；往返推为平补平泻，称为"清补脾经"。

次数 100～500次。

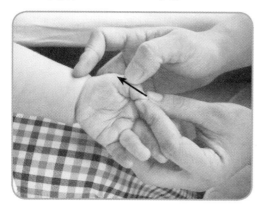

补脾经

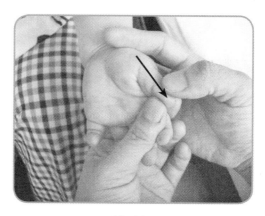

清脾经

作用 "补脾经"能健脾和胃，补气养血；"清脾经"能清热利湿，化痰止呕。

主治 腹泻、痢疾、便秘、食欲不振、恶心、呕吐、黄疸等。

临床应用

1. "补脾经"用于脾胃虚弱、气血不足引起的食欲不振、肌肉消瘦、消化不良等病症。
2. "清脾经"用于湿热内蕴引起的皮肤发黄、恶心呕吐、腹泻、痢疾等病症。
3. 小儿体虚、正气不足、患斑疹热病时，推补本穴，可使瘾疹透出，但手法宜快，用力宜重。

2 胃经

位置 大鱼际外侧赤白肉际，自腕横纹至拇指根部成一直线。

操作 旋推为补，或自拇指根向腕横纹方向直推，称为"补胃经"；自腕横纹向拇指根方向直推为清，称为"清胃经"。

次数 100 ~ 500 次。

作用 "清胃经"能清中焦湿热，和胃降逆，泻胃火，除烦渴；"补胃经"能健脾和胃，助运化。

主治 呕恶、嗳气、烦渴易饥、食欲不振、吐血、衄血等。

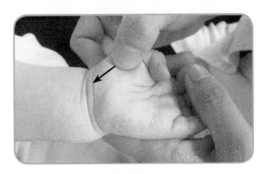

补胃经

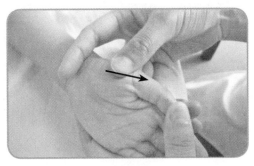

清胃经

1. "清胃经"可用于胃火上犯引起的衄血等病症。临床上多与"清脾经""推天柱""横纹推向板门"等合用，治疗脾胃湿热或胃气上逆之呕恶等病症；若胃肠实热之脘腹胀满、发热、烦渴、便秘、食欲不振，多与"清大肠""退六腑""揉天枢""推下七节骨"等合用。

2. "补胃经"临床上常与"补脾经""揉中脘""摩腹""按揉足三里"等合用，治疗脾胃虚弱、消化不良、食欲不振、腹胀等病症。

3 心经

位置 中指掌面，由指尖到指根成一直线。

操作 旋推为补，或自指尖向指根方向直推，称为"补心经"；自指根向指尖方向直推为清，称为"清心经"。

次数 100 ~ 500 次。

作用 清热，退心火。

主治 高热昏迷、五心烦热、口舌生疮、小便赤涩、心血不足、惊烦不安等。

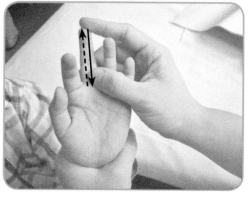

1. "清心经"常用于心火旺盛引起的高热神昏、面赤口疮、小便短赤等病症，多与"清天河水""清小肠"等合用。

2. 本穴宜用清法，慎用补法，乃恐动心火之故。若血气不足而见心烦不安、睡卧露睛等症，需要补法时，可以"补脾经"代替。

4 肝经

位置 食指掌面，由指尖到指根成一直线。

操作 旋推为补，或指尖向指根方向直推，称为"补肝经"；自指根向指尖方向直推为清，称"清肝经"。

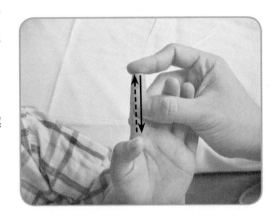

次数 100 ~ 500 次。

作用 平肝泻火，熄风镇惊，解郁除烦。

主治 烦躁不安、惊风、抽搐、目赤、五心烦热、口苦咽干等。

临床应用

1. "清肝经"常用于治疗惊风、抽搐、烦躁不安、五心烦热等病症。
2. 肝经宜清慎补，若需补时则以"补肾经"代之，称为滋肾养肝法。

---

5 肺经

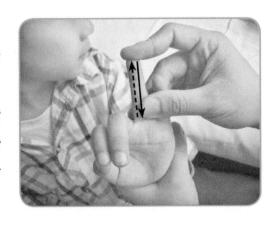

位置 无名指掌面，由指尖到指根成一直线。

操作 旋推为补，或自指尖向指根方向直推，称为"补肺经"；自指根向指尖方向直推为清，称为"清肺经"。

次数 100 ~ 500 次。

主治 感冒、发热、咳嗽、胸闷、痰鸣、气喘、自汗、脱肛等。

临床应用

1. "补肺经"能补益肺气,用于肺气虚损导致的咳嗽、气喘、出虚汗、怕冷等病症。
2. "清肺经"能宣肺清热,疏风解表,化痰止咳,用于感冒发热及咳嗽、气喘、痰鸣等肺经实热病症。

6 肾经

位置 小指掌面偏尺侧,自指端至指根成一直线。

操作 以拇指面或桡侧面,自指尖向指根方向直推为补,称为"补肾经";由指根向指尖方向直推为清,称为"清肾经"。

次数 100 ~ 500 次。

作用 "补肾经"能补肾益脑,温养下元;"清肾经"能清利下焦湿热。

主治 先天不足,久病体虚;肾虚腹泻、遗尿、虚喘;膀胱蕴热,小便淋沥刺痛等。

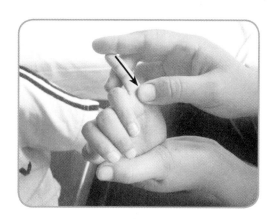

补肾经

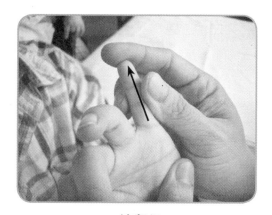

清肾经

临床应用

1. "补肾经"用于先天不足、久病体虚、肾虚久泻、多尿、遗尿、虚汗喘息等病症。
2. "清肾经"用于膀胱蕴热，小便赤涩等病症。
3. 临床上肾经一般多用补法，需用清法时，也多以"清小肠"代之。

7 大肠

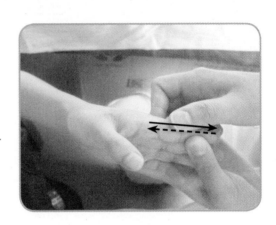

位置　食指桡侧缘赤白肉际处，自食指尖至指根成一直线。

操作　以拇指面或桡侧面，从食指尖直推向虎口为补，称为"补大肠"；反之为"清大肠"。

次数　100 ~ 300 次。

作用　"补大肠"能涩肠固脱，温中止泻；"清大肠"能清利肠腑，除湿热，导积滞。

主治　腹泻、痢疾、便秘、腹痛、腹胀、脱肛、肛门红肿。

临床应用

1. "补大肠"用于虚寒腹泻、脱肛等病症。
2. "清大肠"多用于湿热、积食滞留肠道导致的身热腹痛、痢下赤白、大便秘结等病症。

8 小肠

位置 小指尺侧缘，自指尖到指根成一直线。

操作 以拇指面或桡侧面，从指尖推向指根为补，称为"补小肠"；反之为清，称为"清小肠"。

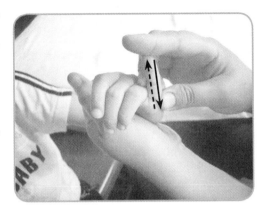

作用 清利湿热，泌别清浊。

主治 小便赤涩、遗尿、尿闭、水泻、口舌生疮等。

次数 100～300次。

临床应用

"清小肠"多用于小便短赤不利、尿闭、水泻等病症。若心经有热，移热于小肠，以本法配合"清天河水"，能加强清热利尿作用。若属下焦虚寒，多尿、遗尿，则宜用"补小肠"，并可配合"补肾经"。

9 肾顶

位置 小指顶端。

操作 以中指或拇指端按揉，称为"揉肾顶"。

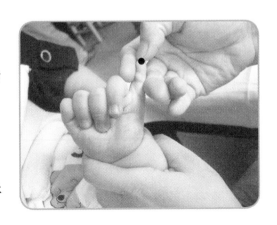

次数 100～300次。

作用 收敛元气，固表止汗。

主治 自汗、盗汗、解颅（囟开不合）等。

　　"揉肾顶"对自汗、盗汗或大汗淋漓不止等病症均有一定的疗效，可配合"补脾经""揉二马"等。

10　四横纹

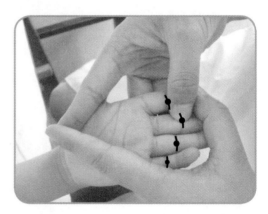

　　位置　掌面食、中、无名、小指近端指间关节（中节）横纹处。

　　操作　拇指指甲掐揉，称为"掐四横纹"；拇指从食指横纹处推向小指横纹处，称为"推四横纹"。

　　次数　每条横纹各掐 5 次；推 100 ~ 300 次。

　　作用　"掐四横纹"能退热除烦、化瘀散结；"推四横纹"能调中行气、和气血、消胀满。

　　主治　疳积、伤食、腹痛、腹胀、惊风、气喘、口唇破裂。

　　"掐四横纹"多用于治疗疳积，"推四横纹"用于治疗腹胀、腹痛等病症。常与"补脾经""揉中脘"等合用。

11　小横纹

　　位置　掌面食、中、无名、小指掌指关节（根节）横纹处。

　　操作　以拇指指甲掐，称为"掐小横纹"；拇指从食指横纹处推向小指横纹处，称为"推小横纹"。

次数 每条横纹各掐 5 次；推 100 ~ 300 次。

作用 "掐小横纹"能清热、消胀、散结；"推小横纹"能行气消胀。

主治 烦躁、口疮、唇裂、腹胀等。

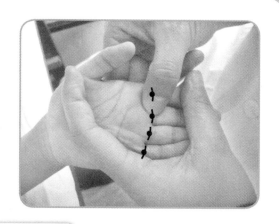

临床应用

"掐小横纹"主要用于脾胃热结、口唇溃破及腹胀等病症。"推小横纹"用于治疗肺部干性啰音，具有一定疗效。

12 掌小横纹

位置 小指尺侧，小指根与掌横纹间的横纹处。

操作 中指或拇指端按揉，称为"揉掌小横纹"。

次数 100 ~ 300 次。

作用 清热散结，宽胸宣肺，化痰止咳。

主治 痰热喘咳、口舌生疮、顿咳、流涎等。

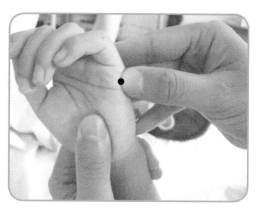

临床应用

"揉掌小横纹"主要用于喘咳、口舌生疮等病症，为治疗百日咳、肺炎的要穴。临床上用"揉掌小横纹"治疗肺部湿性啰音，有一定的疗效。

13 板门

位置 手掌大鱼际平面。

操作 用指端揉，称为"揉板门"或"运板门"；用推法自拇指根推向腕横纹，称为"板门推向横纹"，反之称为"横纹推向板门"。

次数 100 ~ 300 次。

作用 "揉板门"能健脾和胃，消食化滞，运达上下之气；"板门推向横纹能止泻；"横纹推向板门"能止呕吐。

主治 食积、腹胀、嗳气、食欲不振、呕吐、恶心、腹泻、气喘等。

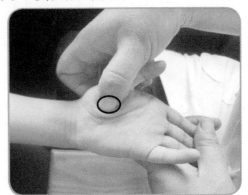

临床应用

1. "揉板门"多用于乳食积滞、食欲不振或嗳气、腹胀、腹泻、呕吐等病症。
2. "板门推向横纹"常与"补脾经""补大肠"等配合治疗脾虚腹泻，"横纹推向板门"能治疗胃热或食积呕吐。

14 内八卦

位置 手掌面，以掌心为圆心，以掌心至中指根横纹约 2/3 处为半径画圆，八卦穴即在此圆上。

操作 用运法，按顺时针方向周而复始地推运，称为"运内八卦"。

次数 100 ~ 300 次。

作用 宽胸利膈，理气化痰，行滞消食。

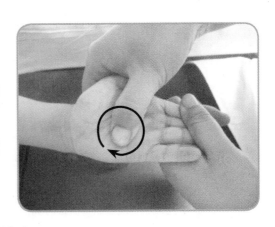

主治 咳嗽、痰喘、胸闷、食欲不振、乳食积滞、腹胀、呕吐等。

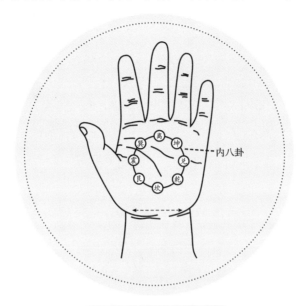

临床应用

　　"运内八卦"主要用于治疗痰结喘咳、乳食积滞、腹胀、嗳气、胸闷、呕吐等病症，多与"推脾经""推肺经""揉板门""揉中脘"等合用。

15 小天心

位置 手掌大、小鱼际交接处凹陷中。

操作 用拇指端或中指端揉，称为"揉小天心"；用拇指甲掐压，称为"掐小天心"；以中指端或屈曲的指间关节捣，称为"捣小天心"。

次数 揉100～300次；掐3～5次；捣5～20次。

作用 "揉小天心"能清热、镇惊、利尿、明目，"掐、捣小天心"能镇惊安神。

主治 惊风、抽搐、烦躁不安、手足心烦热、夜啼、小便赤涩、斜视、目赤痛、疹痘欲出不透。

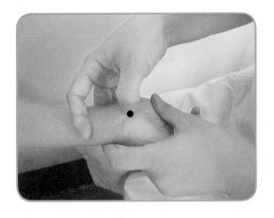

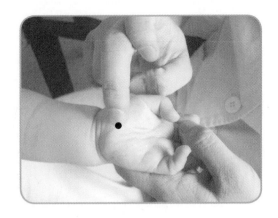

掐小天心　　　　　　　　　　捣小天心

临床应用

1. "揉小天心"主要用于心经有热所致的目赤肿痛、口舌生疮、烦躁不安，或心经有热，移热于小肠所致的小便短赤等病症。

2. "掐、捣小天心"主要用于惊风抽搐、夜啼、惊躁不安等病症。若见惊风眼翻、斜视，可与"掐人中""清肝经"等合用。眼上翻者则向下掐捣，右斜视者则向左掐捣，左斜视者则向右掐捣。

16　总筋

位置　掌后腕横纹中点。

操作　按揉本穴称为"揉总筋"，也可用拇指指甲掐本穴，称为"掐总筋"。

次数　揉100～300次；掐3～5次。

作用　"揉总筋"能清心安神，散结消肿；"掐总筋"能镇惊止痉，通调气机。

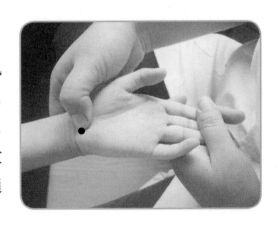

主治　口舌生疮、潮热、烦躁不安、夜啼、惊风、抽搐。

临床应用

"揉总筋"多与"清天河水""清小肠"配合，治疗口舌生疮、潮热、夜啼等实热证。"掐总筋"多用于治疗惊风抽搐。

17 大横纹（阳池、阴池）

位置 仰掌，掌后腕横纹。又称手阴阳，近拇指端称为阳池，近小指端称为阴池。

操作 两拇指自掌后腕横纹中央向两侧分推，称为"分推大横纹"，又称为"分手阴阳"，反之称为"合手阴阳"。

次数 30～50次。

作用 "分手阴阳"能平衡阴阳、调和气血、行滞消食；"合手阴阳"能行痰散结。

主治 寒热反复、惊风、抽搐、夜啼、烦躁不安、腹泻、腹胀、呕吐、食积、痰涎壅盛。

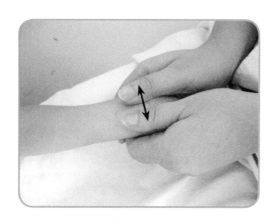

分手阴阳

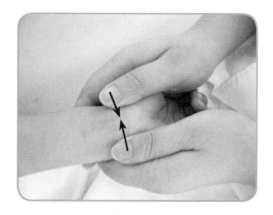

合手阴阳

临床应用

1. "分手阴阳"多用于阴阳不调、气血不和所致的寒热反复、烦躁不安，以及乳食积滞、腹胀、腹泻、呕吐等病症，亦可用来治疗痢疾。

2. "合手阴阳"多用于痰结喘咳、胸闷等病症，若本法配合"揉肾顶""清天河水"，能加强化痰散结的作用。

18 五指节

位置 掌背五指近端指间关节（中节）横纹。

操作 用拇指甲掐，称为"掐五指节"；用拇、食指揉搓，称为"揉五指节"。

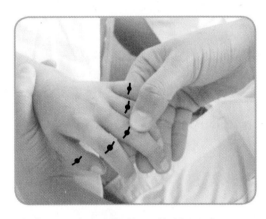

次数 各掐 3 ~ 5 次；揉搓 30 ~ 50 次。

作用 "掐五指节"能安神镇惊、通关窍；"揉五指节"能祛风痰。

主治 惊风、吐涎、惊躁不安、夜啼、风痰咳嗽等。

临床应用

"掐五指节"主要用于惊躁不安、惊风等病症，多与"掐人中""清肝经"合用；"揉五指节"主要用于胸闷、痰喘、咳嗽等病症，多与"运内八卦""推揉膻中穴"合用。

19 二扇门

位置 掌背中指根两侧凹陷处。

操作 用拇指指甲掐，称为"掐二扇门"；用拇指偏峰按揉，称为"揉二扇门"。

次数 掐 5 次；揉 100 ~ 500 次。

作用 发汗解表，退热平喘。

主治 感冒、身热无汗、惊风抽搐。

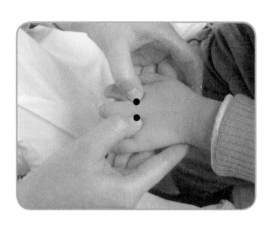

临床应用

"掐揉二扇门"是发汗的有效方法。揉时要稍用力，速度宜快，多用于风寒外感。本法与"揉肾顶""补脾经""补肾经"配合应用，适宜于体虚容易外感者。

20 二人上马（二马）

位置 手背无名指及小指掌指关节间后上方，两掌骨间凹陷中。

操作 用拇指端揉，称为"揉二马"。

次数 揉 100 ~ 500 次。

作用 滋阴补肾，顺气散结，利水通淋。

主治 虚热喘咳，小便赤涩、淋沥，腹痛，牙痛，睡时磨牙等。

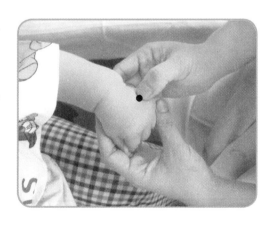

　　"揉二马"为补肾滋阴的要法。主要用于阴虚阳亢，潮热，烦躁，牙痛，小便赤涩、淋沥等病症。本法对于体质虚弱、肺部感染有干性啰音久不消失者，配"揉小横纹"；湿性啰音配"揉掌小横纹"，多揉有一定疗效。

21 外劳宫

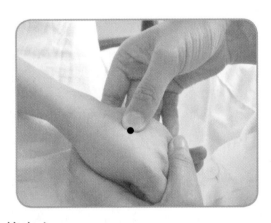

　　位置　掌背中央，第3、4掌骨歧缝间。

　　操作　用中指或拇指端揉，称为"揉外劳宫"。

　　次数　100～300次。

　　作用　温阳散寒，升阳举陷。

　　主治　风寒感冒、腹痛、腹胀、肠鸣、腹泻、痢疾、脱肛、遗尿、疝气等病症。

　　本穴性温，主要用于治疗一切寒证，如外感风寒、鼻塞、流涕以及脏腑积寒、完谷不化、肠鸣腹泻、寒痢腹痛、疝气等病症，且能升阳举陷，故临床多配合"补脾经""补肾经""推三关""揉丹田"等治疗脱肛、遗尿等病症。

22 一窝风

位置 手背腕横纹正中凹陷处。

操作 用拇指端揉，称为"揉一窝风"。

次数 100～300次。

作用 发散风寒，宣通表里，行气止痛。

主治 腹痛、肠鸣、关节痹痛、伤风感冒等病症。

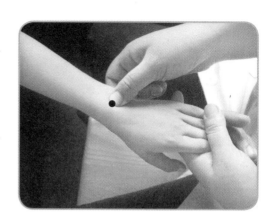

临床应用

"揉一窝风"常用于受寒、食积等原因引起的腹痛等病症，多与"拿肚角""推三关""揉中脘"等合用。本法对寒滞经络引起的痹痛或风寒感冒等病症也有效。

23 膊阳池

位置 前臂背侧，一窝风穴上2寸处。

操作 用中指或拇指端揉，称为"揉膊阳池"。

次数 100～300次。

作用 止头痛、通大便、利小便。

主治 便秘、尿赤、感冒头痛等。

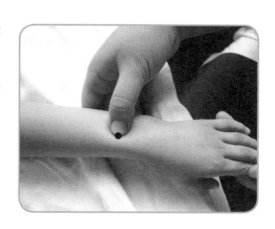

临床应用

大便秘结，多用"揉膊阳池"，但对大便滑泻者禁用；也可用于感冒头痛或小便赤涩短少，多与其他解表、利尿法同用。

24 三关

位置 前臂桡侧缘（拇指侧），自腕横纹至肘横纹成一直线。

操作 用拇指桡侧面或食、中指指腹自腕推向肘，称为"推三关"。

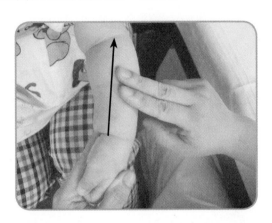

次数 100 ～ 300 次。

作用 温阳散寒，发汗解表。

主治 气血虚弱、病后体虚、阳虚肢冷、腹痛、腹泻、斑疹疹出不透以及风寒感冒等一切虚寒病症。

临床应用

1. "推三关"性温热，兼能补气行气，常用于治疗一切虚寒病症，对非虚寒病症宜慎用。临床上治疗气血虚弱、命门火衰、下元虚冷、阳气不足引起的四肢厥冷、面色无华、食欲不振、疳积、吐泻等病症，多与"补脾经""补肾经""揉丹田""捏脊""摩腹"等合用。
2. 对风寒感冒、阴冷无汗或疹出不透等病症，多与"清肺经""揉一窝风""掐揉二扇门"等合用。此外，对疹毒内陷、黄疸、阴疽等病症亦有疗效。

25 天河水

位置 前臂掌侧正中线，腕横纹中点（总筋）至肘横纹中点（洪池）成一直线。

操作 用拇指桡侧缘或食、中二指指腹自腕推向肘，称为"清天河水"；用食、中二指蘸水，自总筋处一起一落弹打如弹琴状，直至洪池，同时一面用口吹气随之，称为"打马过天河"。

次数 100～300次。

作用 清热解表，泻火除烦。

主治 外感发热、潮热、内热、烦躁不安、小便短赤、口渴、口疮、弄舌、重舌、夜啼、惊风等一切热症。

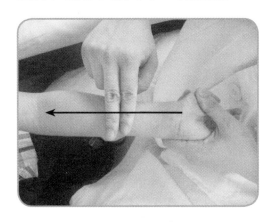

清天河水

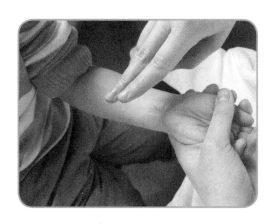

打马过天河

临床应用

1. "清天河水"性微凉，较平和，清热而不伤阴分，多用于五心烦热、口燥咽干、唇舌生疮、夜啼等热性病症。对于感冒发热、头痛、恶风、汗微出、咽痛等外感风热者，常与"开天门""推坎宫""揉太阳"等合用。

2. "打马过天河"清热之力大于"清天河水"，多用于实热、高热等病症。

26 六腑

位置 前臂尺侧缘（小指侧），自肘横纹至腕横纹成一直线。

操作 用拇指面或食、中指面自肘推向腕，称为"退六腑"。

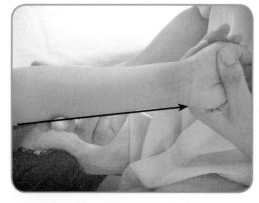

次数 100 ~ 300 次。

作用 清热，凉血，解毒。

主治 一切实热病症，如高热、烦渴、惊风、鹅口疮、弄舌、重舌、咽痛、腮腺炎和大便干燥等。

临床应用

1. "退六腑"性寒凉，对温病邪入营血、脏腑郁热积滞、壮热烦渴、腮腺炎及肿毒等实热证均可应用。本穴与"补脾经"合用，有止汗的效果。若患儿平素大便溏薄、脾虚腹泻者，本法慎用。

2. "退六腑"与"推三关"为大凉大热之法，可单用，亦可合用。若患儿气虚体弱、畏寒怕冷，可单用"推三关"；如高热烦渴、发斑等可单用"退六腑"。而两穴合用能平衡阴阳，防止大凉大热，免伤正气。如寒热夹杂，以热为主，则可以"退六腑"三数、"推三关"一数之比推之；若以寒为重，则可以"推三关"三数、"退六腑"一数之比推之。

背部及下肢穴位

1 龟尾

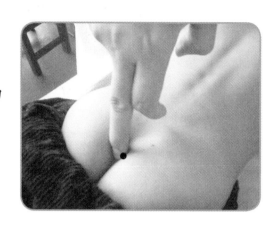

位置 尾椎骨端下方凹陷处。

操作 用拇指端或中指端揉，称为"揉龟尾"。

次数 100 ~ 300 次。

作用 通调大肠。

主治 泄泻、便秘、脱肛、遗尿。

临床应用

　　"龟尾穴"即督脉之长强穴，揉之能通调督脉之经气，调理大肠的功能，穴性平和，能止泻也能通便，多与"揉脐""推七节骨"配合应用，以治腹泻、便秘等病症。

2 七节骨

位置 第四腰椎至龟尾穴成一直线。

操作 用拇指桡侧面或食、中二指面自下向上或自上向下直推，分别称为"推上七节骨"和"推下七节骨"。

次数 100 ~ 300 次。

作用 "推上七节骨"能涩肠止泻，"推下七节骨"能通便泻热。

主治 泄泻、便秘、脱肛、遗尿。

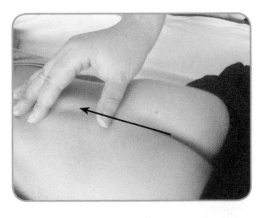

推上七节骨

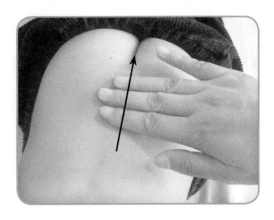

推下七节骨

临床应用

1. "推上七节骨"多用于虚寒腹泻、久泻久痢等。临床上常与"按揉百会""揉丹田"等合用，治疗气虚下陷的脱肛症。若肠道有实邪存在时，则不宜用本法，用后多令儿童腹胀或出现其他变症。

2. "推下七节骨"多用于肠热、便秘或痢疾等肠道具有实邪的病症。若腹泻属虚寒者，恐防滑泻，不可用本法。

3 脊柱

位置 大椎穴（参见本书第29页）至龟尾穴（参见本书第69页）成一直线。

操作 用食、中两指面自上而下直推，称为"推脊"；用捏法自下而上捏称为"捏脊"。"捏脊"一般捏3～5遍，每捏三下再将脊背皮肤提一下，称为"捏三提一法"。在"捏脊"前先在背部轻轻按摩几遍，使肌肉放松。

次数 推100～300次；捏3～5次。

作用 "捏脊法"具有调阴阳、理气血、和脏腑、培元气、强身健体的功能，"推脊柱穴"有清热的作用。

主治 发热、疳积、伤食、厌食、腹泻、遗尿、夜啼、惊风等。

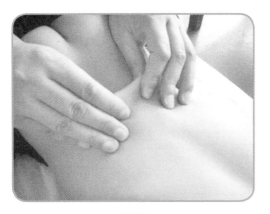

捏脊

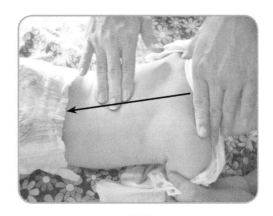

推脊

临床应用

1. 脊柱穴属督脉，督脉贯脊，属脑络肾，督率阳气，统摄真元，因此"捏脊法"是常用的小儿保健手法之一。临床上多与"补脾经""补肾经""推三关""摩腹""按揉足三里"等合用，治疗先天与后天不足的一些慢性病症。捏脊疗法可作为一种独立的疗法，用于治疗小儿疳积、腹泻等病症。本法操作时，多旁及足太阳膀胱经，临床应用时可根据不同的病情，重提或按揉相应的背部腧穴以加强疗效。

2. "推脊"多与"清河水""退六腑""推涌泉"等合用，治疗外感或内伤发热。

4 箕门

位置 大腿内侧，膝盖内上缘至腹股沟中点成一直线。

操作 用食、中二指指面自膝盖内上缘至腹股沟部进行直推，称为"推

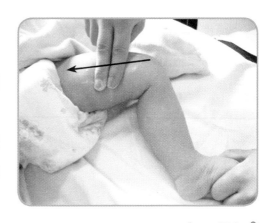

箕门"。

次数 100 ～ 300 次。

作用 利尿通淋。

主治 小便赤涩不利、尿闭、水泻等。

临床应用

"推箕门"性平和，有较好的利尿作用。用于治疗尿潴留，多与"揉丹田""按揉三阴交"合用；用于治疗小便赤涩不利，多与"清小肠"合用；用于治疗水泻，多与"补脾经""补肾经"合用。

 # 小儿推拿操作要求

小儿推拿是施术者用手或者一定的器具（汤匙、刮痧板等），按各种特定的规范化的动作，在小儿体表进行操作治疗疾病的方法。

小儿推拿手法的基本要求

小儿推拿手法的基本要求是持久、均匀、柔和、平稳。持久，是指推拿时要按要求操作一定的时间；均匀，是指手法动作要有节律性，不能时快时慢；柔和，是指手法动作用力要轻柔，不可生硬粗暴或用蛮力，以免造成损伤；平稳，是指手法动作要灵活平稳，轻而不浮，重而不滞。通过持久、均匀、柔和、平稳的操作，最后达到有效祛病的目的。

小儿推拿的手法是一种特殊的技术，要掌握好这种技术并运用于临床，必须经过一定时间的刻苦练习，做到熟练灵巧、运用自如、得心应手。正如《医宗金鉴》

所说："一旦临症，机触于外，巧生于内，手随心转，法从手出。"

小儿推拿手法的操作要点

根据小儿在生理、病理上的特点，小儿推拿在进行手法治疗时，也有它固有的特点，现分述如下：

1. 手法顺序

小儿推拿常用的穴位多分布在头面和两肘以下的部位，所以在进行手法治疗时，在先后顺序上，一般是先上肢，次头面，而后胸腹、腰背、下肢；也可先重点，后一般；也可根据病情缓急、取穴的主次或患儿的体位而定，灵活掌握。但在手法操作时，需考虑轻柔在先，刺激重、快、短的掐、拿、捏等手法则应在最后进行，以免小儿哭闹不安，影响治疗的进行。如遇到急救时，则根据病情需要，可先用强刺激类手法。

2. 手法补泻

小儿推拿治疗疾病如同用药一样，应随证施用。虚当补，实则泻；虚中挟实，先补后泻；实中挟虚，先泻后补。

手法的补泻效应与其手法操作的方向、刺激量、速度、操作时间有关。如在手法操作时，顺经方向操作为补，逆经方向操作为泻，往返操作的为平补平泻。操作方向还包括逆时针方向操作为泻，顺时针方向操作为补。此外，手法刺激轻重与补泻也有关系，一般认为轻刺激为补，重刺激为泻。补泻效应还与手法速度快慢有关，如急摩为泻，缓摩为补。时间长短与补泻的关系是时间长为泻，短为补。

由于临床上常施法于年龄不同的患儿，因此要根据年龄的差异而掌握手法在穴位上作用的强度、次数。

此外，由于小儿推拿的手法大部分在特定穴上进行，而这些特定穴本身就具有补泻作用，如"天河水"具有清热泻火的作用，"二人上马"具有滋阴益肾的作用等等。

手法操作注意事项

1. 操作者要态度和蔼可亲，指甲修剪整洁，冬天保持双手温暖。

2. 操作时以患儿左手为宜，必要时可考虑右手。手法要轻重适宜，熟练运用。

3. 操作时一般取润滑剂为介，如冬春用葱姜汁类温热药物，夏秋取酒精、滑石粉之类。这种方法一可保护皮肤，二可增强疗效。

4. 室内光线充足，空气流通，温度适宜。

5. 推拿一般一日一次，也可一日二次、三次，慢性疾病可隔日一次。

手法操作姿势与患儿体位

在施行推拿手法时，既要注意小儿的体位姿势，也要讲究操作者的姿势。原则上以使小儿舒适为度，并要消除其恐惧感。同时还要便于施术者的操作治疗，要采用操作者便于操作、省力的姿势。一般小儿由大人抱坐或抱卧比较好，因为小儿在家长怀里会有安全感。为达到推拿的疗效，施术者既要对患儿进行安慰和劝说，又要有耐心，并注意手法的质量。

 ·常用手法·

单式手法

1. 推 法

临床常用推法分为直推法、分推法、旋推法和合推法。

直推法 以拇指桡侧缘或螺纹面，或食、中二指螺纹面在穴位上进行直线推动。

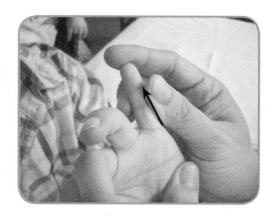

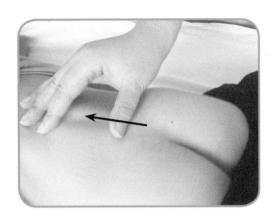

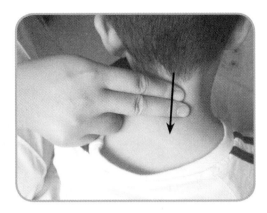

分推法 用两手拇指螺纹面或桡侧缘，或食、中指螺纹面，自穴位向两侧推动，或进行"八"字形推动。分推法又称分法。

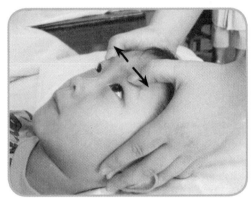

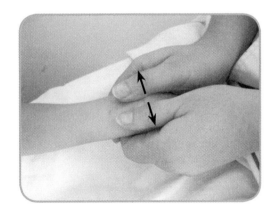

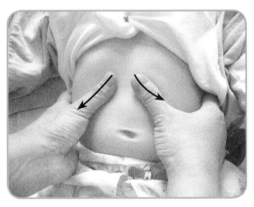

旋推法 以拇指螺纹面在穴位上进行顺时针或逆时针方向的旋转推动。

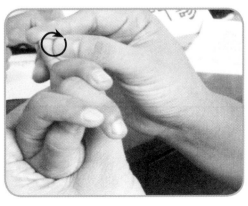

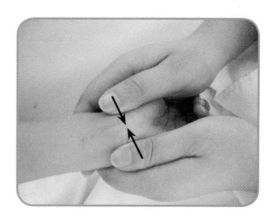

合推法 用两手拇指螺纹面或桡侧缘，或食、中二指螺纹面，自穴位两旁推向穴位合拢，动作方向与分法相反，又称合法。

动作要领

1. 操作时要上肢放松，肘关节自然屈曲，掌指、指间关节活动协调，才能达到轻快柔和的效果。
2. 直推和分推时用力要均匀连贯，呈直线单行方向；旋推时着力面要呈螺旋形，伴腕关节的协调运动。
3. 推动穴位时，动作需协调，有节律性，用力均匀柔和，动作深透。
4. 操作频率每分钟 120 ～ 200 次。

临床应用

1. 本法具有疏风散寒、清热泻火、通经活络、理气止痛的功效，广泛应用于小儿的头面、上肢、胸腹、腰背和下肢部的"线"状和"面"状穴位。
2. 运用本法时需以滑石粉、麻油、葱姜汁、酒精等为介质，以防在施术时推破小儿的皮肤，同时有加强推拿疗效的作用。
3. 手法的方向、轻重、快慢不同，可起到或补或泻的作用，需根据病情随时调整手法，以达预期疗效。

2. 拿 法

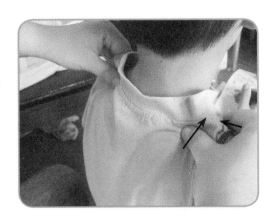

"捏而提起"称为拿。用拇指与其他四指，或用拇指与食、中指相对用力提捏住某一部位或穴位处的肌筋，进行有节律的持续揉捏动作，称拿法。拿法可单手进行，也可双手同时进行。

动 作 要 领

1. 操作时，肩臂要放松，腕掌要自然蓄力，用拇指面着力。

2. 提捏动作要缓和而连贯，用力要由轻到重，再由重到轻，切记不可突然用力或施用暴力。

临床应用

拿法刺激较强。本法具有解表发汗、开窍醒神、舒筋通络、镇静止痛的作用，临床上多用于颈项、肩部和四肢穴位，治疗外感发热、头痛、项强、四肢关节及肌肉酸痛。

3. 按 法

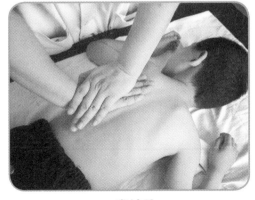

按法分掌按法和指按法两种。掌按法是用单掌或双掌重叠按压体表相应部位，一压一放，反复进行。

指按法是用拇指或中指的指端或指腹在选定的部位或穴位上垂直用力向下按压，持续一定的时间（按而留之），一压一放，反复进行。

掌按法

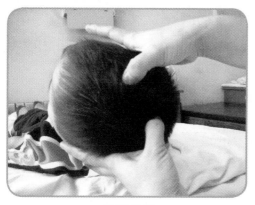

拇指按法

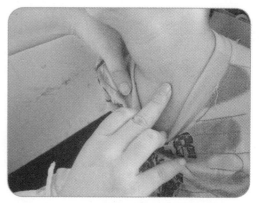

中指按法

动作要领

1. 掌按时，腕关节稍背曲，蓄力于掌心或掌根，逐渐施力向下压。

2. 指按时，施术手指指端逐渐施力按压穴位。

3. 按法操作时施力部位紧贴体表，不可移动，用力由轻渐重，切忌粗暴。

临床应用

1. 本法具有通经活络、开通闭塞、活血止痛的作用。本法还常与揉法配合应用，形成按揉法，可以加强按法的作用，提高临床效果。

2. 指按法常用于"点"状穴，因此适用于全身各部穴位。

3. 掌按法常用于"面"状穴，如腰背和腹部。

4. 腹痛、头痛、牙痛、肢体酸痛麻木等病症常用本法治疗。

4. 揉 法

揉法分为指揉法和掌揉法。

用中指或拇指指端或螺纹面按于穴位，以腕关节主动回旋，掌指关节

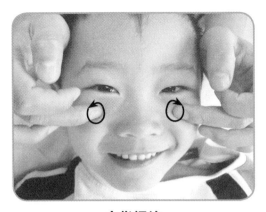

中指揉法

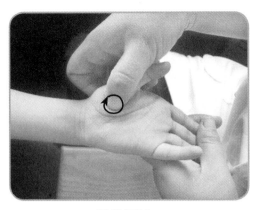

拇指揉法

协同屈伸旋转，进行节律性的旋转揉动，为指揉法。

用掌根或大鱼际按于一定部
位，腕关节主动回旋，带动前臂进
行顺时针或逆时针方向旋转揉动，
为掌揉法。

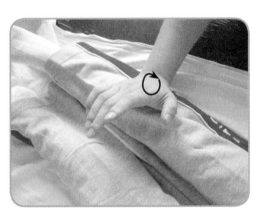

掌揉法

动作要领

1. 行指揉法时，腕关节放松，施术手指按于穴位而不在皮肤上摩擦；
   行掌揉法时，手腕自然背屈，使掌根按于一定部位上而不可在皮肤
   上摩擦。

2. 操作时，用力要均匀，动作要协调而有节律性。

3. 操作频率每分钟 120 ～ 160 次。

临床应用

1. 本法能祛风散热、调和气血、理气消积、消肿止痛，适用于全身各部位。主治脘腹胀满、便秘、泄泻等肠胃系统疾患，对急性软组织损伤疗效亦佳。

2. 指揉法常用于"点"状穴，掌揉法常用于"面"状穴。

3. 可根据病情需要，二指并揉和三指同揉。并可配合使用润滑剂作为介质，既可保护患儿皮肤，又可加强疗效。

4. 临床常以顺时针方向为补，逆时针方向为泻。根据病情需要，调整揉动时的顺时针、逆时针方向，以达到补泻的目的。

5. 摩 法

用食、中、无名指指面或掌面附着在一定部位上，以腕关节为中心，前臂、掌、指进行顺时针或逆时针方向的旋转抚摩，称为摩法。以指面着力者称为指摩法，以掌面着力者称为掌摩法。

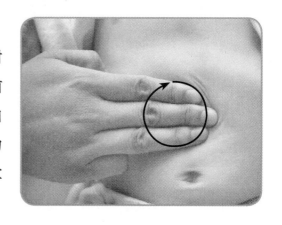

动 作 要 领

1. 操作时，肩臂放松，肘关节自然屈曲，腕部放松，指掌施力部位随腕部进行主动的屈伸、旋转。

2. 在体表环旋抚摩时，不要带动皮下组织。

3. 用力柔和自然，速度均匀，压力适当，动作要协调缓和。

4. 操作频率每分钟 120～160 次。

临床应用

1. 本法刺激轻柔和缓，适用于胸腹部"面"状穴，具有消积导滞、和中理气、活血消肿、温中健脾的作用。摩法对肠胃疾患最为有效，对急性扭挫伤也可用摩法消肿。

2. 指摩法适用于头面等部位，掌摩法适用于胸腹胁肋等部位。

3. 根据病情需要，选择顺时针或逆时针方向以及操作的频率，使其产生补泻疗效。前人有"急摩为泻，缓摩为补"的说法。

4. 该手法操作时间较长，以局部产生温热感或感觉到胃肠蠕动为宜。

5. 可配合药膏进行膏摩。

6. 运 法

施术者用拇指或食、中指指端在穴位上做弧形或环形运动，称运法。

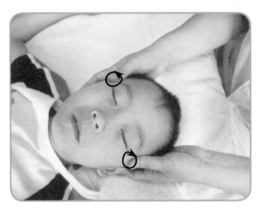
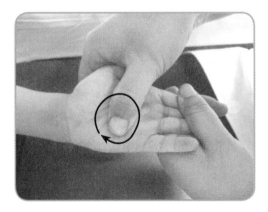

动 作 要 领

1. 操作时，指面要贴紧体表，用指端在体表穴位上进行旋转摩擦移动，不要带动皮下组织。

2. 力量宜轻不宜重，速度宜缓不宜急。

3. 操作频率每分钟 80 ~ 120 次。

临床应用

1. 本法能理气和血、疏风解表、舒筋活络，常用于小儿的头面及手部。

2. 运法是小儿推拿手法中力量最轻的一种，常用于"面"或"线"状穴，也可用于"点"状穴。

3. 可配合使用润滑剂作为介质。

4. 逆时针方向操作为泻，顺时针方向操作为补，临症时可视病情而定。

7. 掐 法

施术者拇指垂直用力，用指甲重刺激患儿敏感部位或穴位，称为掐法。

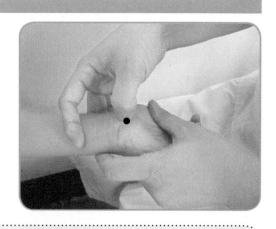

动作要领

1. 手握空拳，拇指垂直按于穴位。

2. 逐渐用力，用拇指指甲掐压穴位，掐时缓缓用力，切忌猛然用力。

3. 操作 3 ~ 5 次。

临床应用

1. 本法具有开窍、醒神、解痉的作用，适用于头面部、手足部穴位，以救治小儿急性惊症，如掐人中、掐十宣（两手十指尖端）等。

2. 掐法刺激力强，注意不要掐破皮肤。掐后常在穴位上继用指揉法，缓解不适。

3. 应用时，可以指代针，常用于"点"状穴，是急救时常用的手法。但次数宜少，一般不用润滑剂。

8. 捏 法（捏脊）

施术者用拇指与食、中两指夹住脊柱两侧的皮肤，三指同时用力提拿，双手交替向前捻动。或食指屈曲，用食指中节桡侧顶住皮肤，拇指前按，两指同时用力提拿皮肤，双手交替向前捻动，边推、边捏、边提拿。

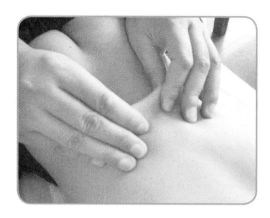

动 作 要 领

1. 拇、食二指或拇、食、中三指提拿皮肤时用力要适当，切不可拧转。

2. 提拿皮肤过多，则手法不易捻动向前；提拿过少，则易滑脱停滞不前。

3. 操作时，两手交替进行，随捏、随提、随放，向前推进，不可间断。捻动须沿直线进行，不可歪斜。

4. 捏脊方向须根据病情，由上而下为泻，由下而上为补。

临床应用

1. 本法具有调和阴阳、健脾和胃、疏通经络、行气活血、镇惊安神的作用，主要用于脊背部位。对疳积有显著疗效，又称为"捏积疗法"。还可治疗小儿厌食、腹泻、呕吐等病症。

2. 操作时，可捏三下提拿一下，称为"捏三提一法"。

3. 在捏脊过程中，可以根据病情需要，提拿膀胱经的相关俞穴，常可听到"啪啪"的响声，有助于取得更为满意的疗效。

9. 搓 法

施术者用双手掌心挟住或贴于一定部位，相对交替用力进行相反方向的来回快速搓动或搓摩动作，同时进行上下往返移动，称为搓法。也可用双手小鱼际夹住某部位进行搓揉。

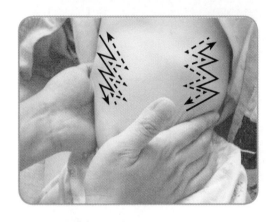 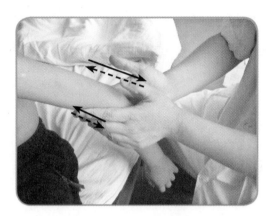

动作要领

1. 操作时两掌相对用力，前后交替摩动。

2. 动作要协调、柔和、均匀。

3. 搓动频率要快，上下移动速度要慢，但不要间断。

临床应用

本法具有调和气血、疏通经络、放松肌肉的作用。双掌搓主要用于四肢、前胸、后背和胁肋部。小鱼际搓法主要用于肩部。

10. 摇 法

一手托（握、扶）关节近端的肢体，另一手握住关节远端的肢体，进行较大幅度的环形旋转运动，称为摇法。

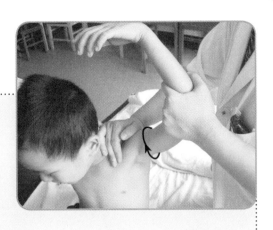

动作要领

1. 操作时动作要缓和稳定，不宜急躁，用力宜轻不宜重。
2. 摇动关节的幅度要从小到大，但不得超出生理范围。
3. 随时注意患儿是否有不适或疼痛表现。

临床应用

　　摇法是使关节被动活动，有舒通经络、促进关节功能恢复的作用，临床常用于颈项、肩、肘、腕、髋、膝、踝等关节。

11. 刮 法

　　用汤匙、刮痧板的光滑边缘，或用食指的桡侧缘，紧贴着皮肤，由上往下或由内向外刮动，称为刮法。

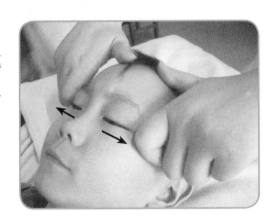

动作要领

1. 刮动时要紧挨皮肤，压力要适宜，节奏要轻快，用力要均匀。
2. 所用器具必须光滑整洁。
3. 刮至皮下充血或皮肤见紫红色即可。

临床应用

本法刺激较重，每次刮时可用水或油类作润滑剂，具有散发郁热的作用。一般用于中暑、外感热病等，常用于眉心、颈项、前胸、脊柱两侧和肘窝、腘窝等处。

12. 擦 法

用手掌面、鱼际或食、中、无名指着力于一定部位上进行直线来回摩擦，称为擦法。用掌面进行操作叫"掌擦法"；用鱼际进行操作叫"鱼际擦法"；用食、中、无名指指面进行操作叫"指擦法"。

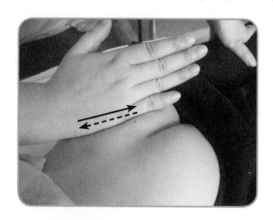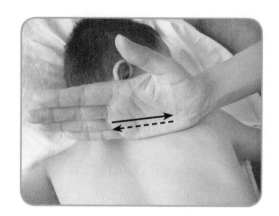

动 作 要 领

1. 使用擦法时，不论上下方向还是左右方向，都应直线往返，不可歪斜，往返距离要长。

2. 着力部分要紧贴皮肤，但不要用强力压，以免擦破皮肤。

3. 用力要稳，动作要均匀连续。

临床应用

1. 本法是一种柔和温热的刺激，具有温经通络、行气活血、消肿止痛、健脾和胃、提高局部体温、扩张血管、加速血液和淋巴液循环的作用。

2. 掌擦法的温热度较低，多用于胸胁及腹部，治疗脾胃虚寒引起的腹痛及消化不良等。

3. 小鱼际擦法的温热度较高，多用于肩背、腰臀部及下肢部，对风湿酸痛、肢体麻木、伤筋等都有较好的疗效。

4. 大鱼际擦法的温热度中等，胸腹、腰背、四肢等部位均可应用，适宜治疗外伤、瘀血、红肿、疼痛剧烈者。

5. 治疗部位要暴露，并涂些润滑油，既可防止皮肤擦破，又可增高局部皮温。

6. 擦法使用后，一般不宜在该部位再用其他手法，否则容易引起皮肤破损，所以擦法一般放在治疗的最后进行。

13. 捻 法

用拇、食指螺纹面捏住一定部位，相对用力进行搓揉，称为捻法。

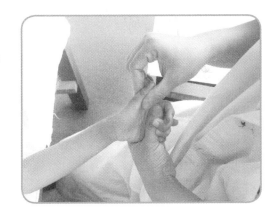

动作要领

捻动时要灵活、快速，用劲不可呆滞。

一般适用于四肢小关节，具有滑利关节、消肿止痛作用。常与其他手法相配合，治疗指（趾）间关节的疼痛、肿胀或屈伸不利等病症。

14. 拍 法

施术者五指并拢，用空掌拍打体表，称为拍法。

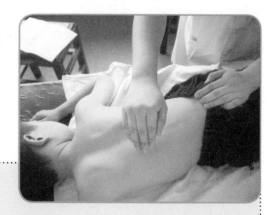

动 作 要 领

1. 肩、肘、腕关节放松，掌指关节微屈，手指自然并拢。
2. 上臂姿势稳定，前臂主动起落，腕关节随之进行相应的屈伸动作。
3. 操作时用力轻重适度，有节奏感。

1. 拍法适用于肩背、腰臀及下肢部，对局部皮肤肌肉的麻木、痉挛等症有促进血液循环、恢复知觉、缓解肌肉痉挛的作用。
2. 对小儿烦躁不安、哭闹不休，具有调和气血、镇静安神的作用。

15. 捣 法

用中指指端，或食、中指屈曲的指间关节着力，进行有节奏的叩击穴位的方法，称为捣法。

动作要领

1. 捣击时指间关节要自然放松，由腕关节主动屈伸，带动手指进行操作。
2. 捣击时位置要准确，动作要有弹性。

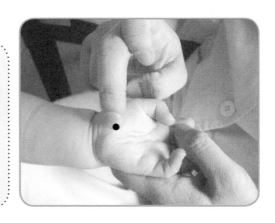

临床应用

本法常用于"小天心"等穴位，具有安神定志的作用。

16. 捏挤法

施术者以两手拇、食指固定在相应部位（穴位处），然后两手相对一齐用力捏住并向中心方向挤，再放松，再捏挤，反复操作，直到局部皮肤变为红色或紫红色，甚至紫黑色为度。这种手法称为捏挤法。

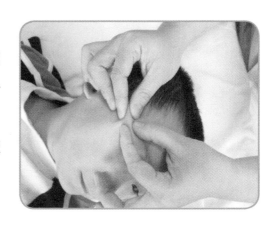

动作要领

1. 两手捏住的皮肤不可过少，以免滑脱或引起剧痛。
2. 动作要灵活，两手相隔距离1厘米左右再向里挤。

临床应用

1. 本法多用于发散郁热，治疗中暑、痧证、痰积、宿食郁结等病症具有较好疗效。

2. 治疗小儿乳蛾、恶心、呕吐可捏挤天突穴、板门，有显著疗效。

3. 本法属重刺激，有一定痛苦，每穴或部位捏挤一次后，即以揉法缓解疼痛。本法一般放在最后操作。

复式手法

复式操作法在小儿推拿文献中，又称"大手法""复式手法"等，是小儿推拿所特有的操作方法。这些方法既有一定的姿势，又有特定的操作程序。简言之，就是用一种或几种手法，在一个或几个穴位上进行特定的操作。

复式操作法不仅有特定的名称，还有特定的主治作用。它们的名称有的是根据操作形象而定的，如"猿猴摘果""水底捞明月"等；有的是根据操作的穴位而定的，如"运土入水""运水入土"等；有的是根据其功能、主治而定的，如"总收法"等。

在小儿推拿著作中，复式操作法中有些名称相同而操作方法不同，也有的虽然操作方法基本相同，但名称不一。这些操作方法各有其独特的疗效，沿用至今，保持着小儿推拿治疗方法的特色。

临床上常用的复式操作方法如下：

1. 水底捞明月

操作 将凉水滴到掌心内劳宫穴（屈指握拳时中指指尖所对处），在掌心做旋推，边推边吹凉气。然后用右手拇指由小儿小指根部，经手掌尺侧、掌小横纹、小天心，推至内劳宫穴，边推边吹气。

次数 3分钟，约300次。

作用 清热凉血。

主治 外感发热、邪热内盛。

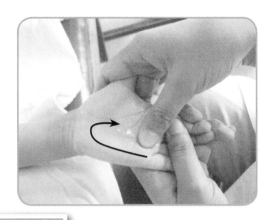

临床应用

　　"水底捞明月"性大寒大凉，"水底"为小指根，属肾经；"明月"为手掌心内劳宫穴，属心包经。故具清热凉血、宁心除烦之效，在临床上对高热神昏、烦躁不安，属于热入营血的各类高热实证疗效尤佳，但虚热证不宜应用。

2. 黄蜂入洞

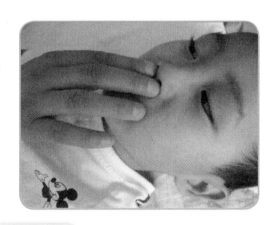

操作 用食、中两指指端在患儿的鼻孔下方揉动。

次数 3～5分钟。

作用 通鼻窍，发汗。

主治 鼻塞不通、发热无汗。

临床应用

　　本法在操作时可蘸葱姜水，以加强其开肺窍、通鼻息、发汗解表的作用。临床上常用于外感风寒、发热无汗及急慢性鼻炎、鼻塞、流涕、呼吸不畅等上呼吸道疾患。

3. 猿猴摘果

操作　以双手食、中指侧面分别夹住患儿两耳尖向上提，再捏两耳垂向下扯，如猿猴摘果之状。

次数　向上提 10 ~ 20 次，向下扯 10 ~ 20 次。

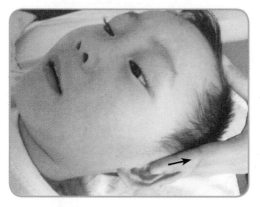
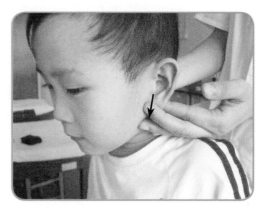

作用　利痰气，健脾和胃，镇惊安神。
主治　食积、寒痰、疟疾。

临床应用

　　该操作法既除寒又能去热，故在临床上常用于寒热往来的疟疾，还可消除寒痰宿食等症，对于小儿猝受惊吓也有明显的疗效。

4. 运水入土

操作　施术者用拇指外侧从小儿小指端，经兑、乾、坎、艮运向拇指端。参见本书第 59 页图示。

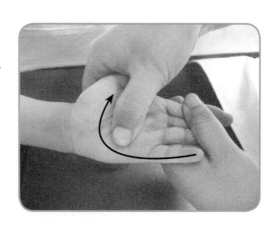

次数　100 ~ 300 次。
作用　健脾和胃，润燥通便。
主治　消化不良、二便闭结。

临床应用

　　该操作法具有健脾和胃、润燥通滞的作用，故临床上常用于脾胃虚弱的消化不良、疳积、遗尿、大便燥结等病症。

5. 运土入水

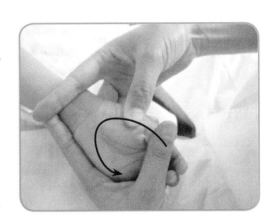

　　操作　施术者用拇指外侧从小儿拇指端，经艮、坎、乾、兑运向小指端。参见本书第59页图示。

　　次数　100～300次。

　　作用　健脾补肾，利尿止泻。

　　主治　小便频数、下腹胀痛、泄泻。

临床应用

　　该操作法具有滋肾利水的作用，故临床上常用于肾气不足、摄纳失调的尿频、下腹胀满、泄泻等病症。

6. 按弦走搓摩

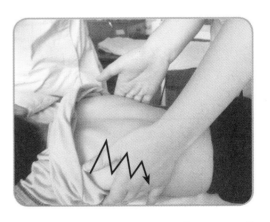

　　操作　施术者在患儿身后，将两手五指伸直并拢，在儿童两腋下至肚角处自上而下反复搓摩。手要贴紧皮肤，如按弦状。

　　次数　50～100次。

　　作用　理气导泄，化痰行气。

　　主治　胸闷气促、咳嗽痰滞。

临床应用

本法能理气消滞，主要用于积痰留滞引起的胸胁部胀满、咳嗽痰喘、积聚内停等病症。

7. 开璇玑

操作 本法分四步进行：

（1）施术者两拇指先从璇玑穴（参见本书第28页表格）处沿肋间隙分推，并自上而下分推至季肋。

（2）再从鸠尾穴（上腹部，胸骨柄下端，前正中线上）向下直推至脐部。

（3）再以脐部为中心顺时针旋转推摩。

（4）最后从脐中推至小腹。

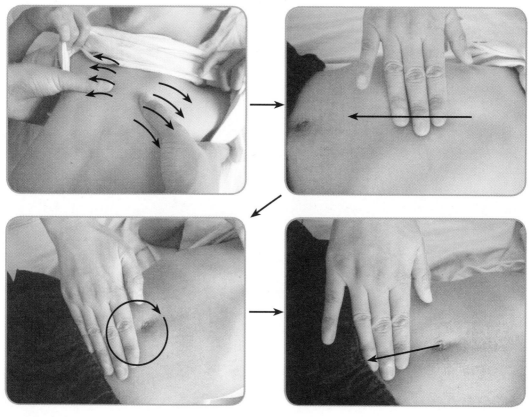

次数 每个步骤各 50 ~ 100 次。

作用 开胸顺气，化痰消积，降逆止呕。

主治 胸闷、痰闭、积食、发热、呕吐、泄泻等。

临床应用

　　"开璇玑法"为宣通上焦、开通中焦之法。临床上用于治疗风寒袭肺、痰涎壅塞、食积不化而引起的胸闷气促、气息喘急、咳痰不畅、腹痛胀满、呕吐、泄泻等实证。

8. 总收法

操作 用右手拇指螺纹面分别按揉小儿左右两侧肩井穴，再用手拿小儿食指、无名指摇动数次。

次数 按揉 10 ~ 30 次，摇 10 ~ 20 次。

作用 提神，开通经气。

主治 感冒、上肢痹痛。

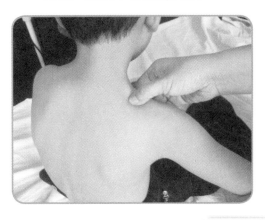
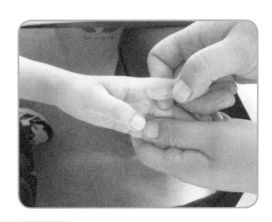

临床应用

　　此法常用于各推拿操作之后，作为结束手法。

推拿适宜病症

★请各位读者对照前面内容，自行在演示图片上标注穴位和手法，这是一个提升学习效果的过程。

呼吸系统疾病

感冒

　　感冒是小儿常见病，由感受风寒或感染病毒而引起，临床表现为发热、恶寒、头痛、鼻塞、流涕、咽痛、咳嗽等症状。

　　治疗宜疏解、宣散外邪。

　　常用推拿手法与穴位：①清肺经、②清天河水、③推三关、④拿合谷、⑤开天门、⑥推坎宫、⑦揉太阳、⑧揉耳后高骨。

◇ 操作方法 ◇

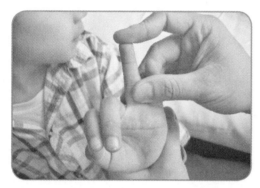

①右手拇指指腹着力于小儿左手肺经，自指根推向指尖500次。

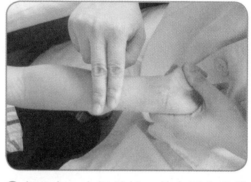

②右手食、中指并拢，着力于小儿前臂正中的天河水穴，自腕横纹推向肘横纹500次。

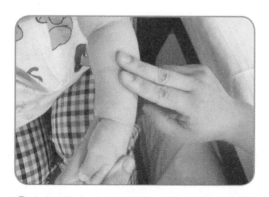

③右手食、中指并拢，着力于小儿前臂桡侧的三关穴，自腕横纹推向肘横纹500次。

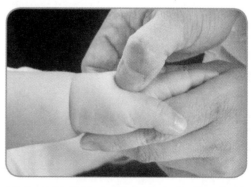

④右手拇指指尖着力于小儿虎口部的合谷穴，其余四指托住小儿手掌，拇指向四指侧用力进行拿法5～10次。

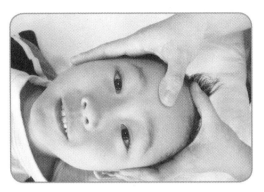

⑤双手拇指指腹着力，交替做开天门，反复5～10次。

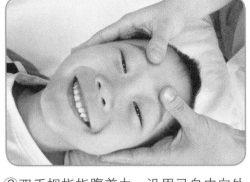

⑥双手拇指指腹着力，沿眉弓自内向外分推至眉梢以推坎宫，反复5～10次。

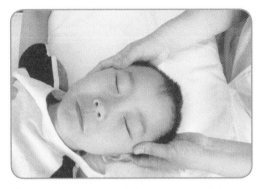

⑦双手拇指指腹着力于小儿两侧太阳穴，按揉1～2分钟，或至有酸胀感。

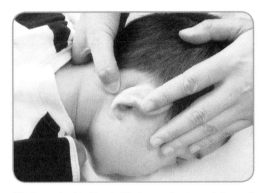

⑧右手拇指指腹着力于小儿一侧耳后高骨，按揉1～2分钟，然后再以同样的方法操作另一侧。

一、若发热又怕冷，不出汗，鼻塞，流清涕，口不渴，咽部不红，舌苔白润，指纹色淡红者，可加①揉一窝风、②揉列缺、③黄蜂入洞、④拿风池。

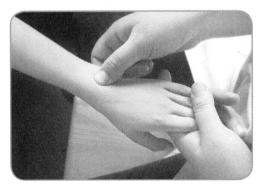

①右手拇指指腹着力，顺时针按揉一窝风穴300次。

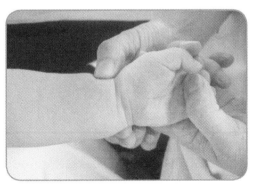

②右手拇指指尖着力于小儿左手列缺穴，按揉100次。

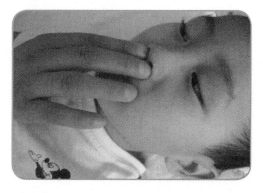

③右手食、中两指指端在靠近小儿两鼻孔下方进行旋转揉动3～5分钟。

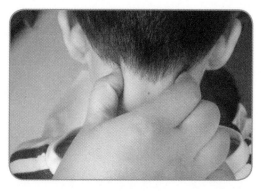

④右手拇、食两指分别置于小儿两侧风池穴，相对用力进行提拿法5～10次。

二、若发热，微微出汗，并伴有头痛，鼻塞，流黄涕，喷嚏，咳嗽声重，咽部红肿疼痛，口干唇红，舌红、苔薄黄，指纹色浮紫，可加①退六腑、②拿曲池、③拿风池、④拿肩井、⑤推脊。

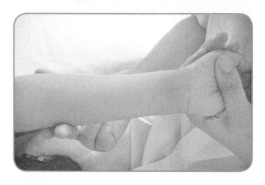

①右手食、中指并拢着力于小儿六腑穴，自肘向下直推至腕部300次。

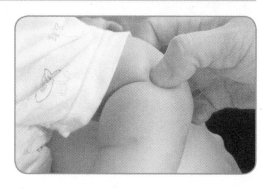

②右手拇指指腹着力于小儿肘部的曲池穴，其余四指托住小儿肘部，拇指向四指侧进行拿揉法5～10次。

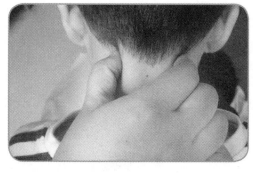

③右手拇、食两指分别置于小儿两侧风池穴，相对用力进行提拿法5～10次。

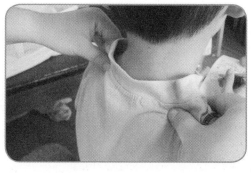

④双手拇指与其他四指相对用力，在小儿两侧肩井穴进行拿法，反复3～5次。

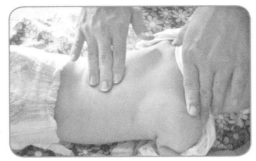

⑤食、中、无名指并拢自上而下直推
小儿脊柱骨，至局部发红。

三、若伴有食欲减退，腹胀满或呕吐酸腐食物，大便腥臭，舌苔黄厚腻，脉浮数有力，可加①清胃经、②揉板门、③分腹阴阳、④摩中脘、⑤推天柱。

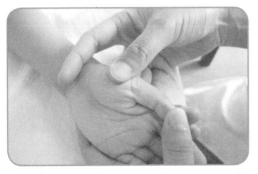

①右手拇指侧峰着力于小儿左手胃
经，直推400次。

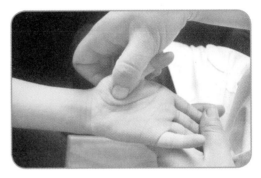

②右手拇指指腹着力于小儿左手板门
穴，按揉400次。

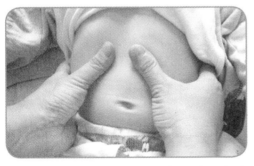

③双手拇指指腹着力，顺腹部前正中线
自剑突分推至脐部，反复操作3～5次。

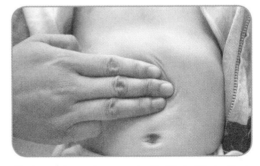

④右手食、中、无名指着力于小儿中
脘穴，顺时针按摩操作100次。

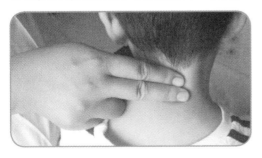

⑤右手食、中指并拢自上而下直推小
儿天柱骨，至局部发红。

四、若伴有咳嗽痰多、呼吸气急喘息，可加①开璇玑、②揉乳根、③揉乳旁、④揉肺俞。

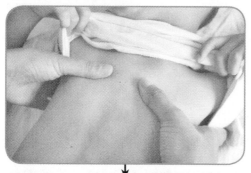

①双手拇指置于小儿璇玑穴，沿胸肋由上往下向两旁分推，分推至肋缘后改为用右手食、中、无名指从剑突向脐直推，推至脐后再用右手掌面进行摩腹。摩腹3～5遍后再用右手食、中、无名指从脐向下直推到耻骨联合。

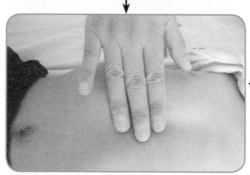

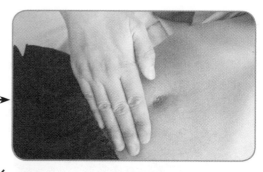

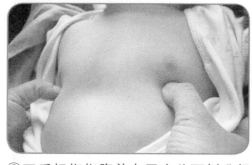

②双手拇指指腹着力于小儿两侧乳根穴，按揉300次。

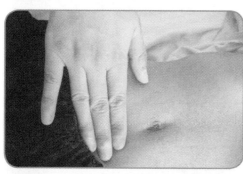

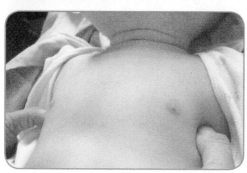

③双手拇指指腹着力于小儿两侧乳旁穴，按揉300次。

④双手拇指指腹分别着力于小儿背部两侧的肺俞穴，按揉1分钟，至有酸胀感。

五、若伴有发热汗出不畅、面红耳赤、烦躁不安、手足抽动，可加①清肝经、②捣小天心、③掐揉五指节、④猿猴摘果。

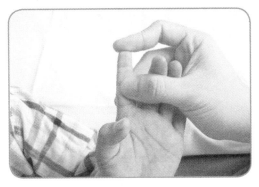

①右手拇指指腹着力于小儿左手肝经，自指根推向指尖500次。

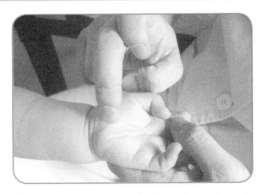

②右手中指指尖对准小儿左手小天心穴，捣100次。

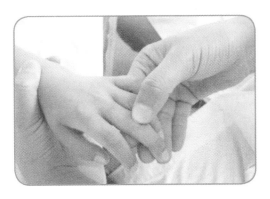

③右手拇指指尖着力于小儿左手五指节穴，依次进行掐法继而揉之，每一个穴位做3～5次。

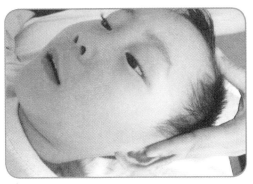

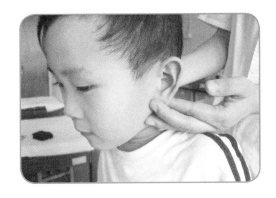

④双手食、中指侧面分别夹住小儿两耳尖向上提2～3次，再沿耳轮下移至耳垂并向下扯2～3次，反复操作3～5遍。

急 性 支 气 管 炎

　　急性支气管炎是由各种病毒、细菌感染，引起支气管黏膜发炎的疾病。此病也会由于感冒未及时治疗而继发，是小儿临床常见的疾病之一。临床表现为咳嗽，开始为干咳，以后有痰，常伴有发热、呕吐、腹泻等症状。

　　治疗应开宣肺气，祛痰止咳。

　　常用推拿手法与穴位：①清肺经、②清天河水、③拿列缺、④拿曲池、⑤揉中府、⑥揉云门、⑦分八道、⑧分肩胛、⑨揉风门、⑩揉肺俞、⑪揉定喘、⑫揉膏肓。

◇ **操作方法** ◇

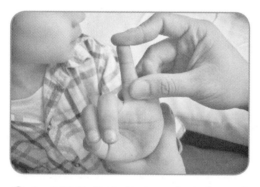

①右手拇指指腹着力于小儿左手肺经，自指根推向指尖500次。

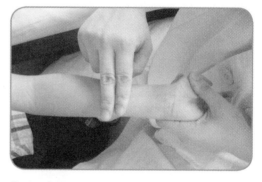

②右手食、中指并拢，着力于小儿前臂正中的天河水穴，自腕横纹推向肘横纹500次。

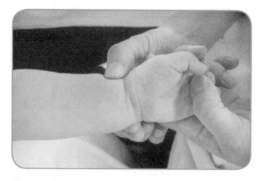

③右手拇指和食指相对用力拿揉小儿左手列缺穴100次。

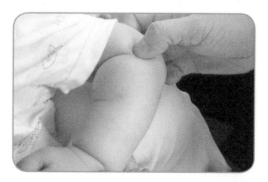

④右手拇指指腹着力于小儿肘部的曲池穴，其余四指托住小儿肘部，拇指向四指侧进行拿揉法5~10次。

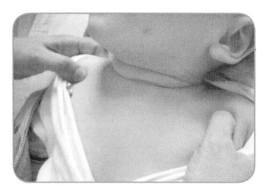

⑤双手拇指指腹着力于小儿两侧中府穴，按揉300次。

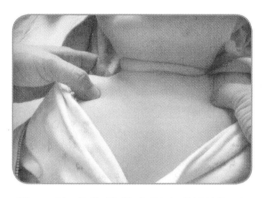

⑥双手拇指指腹着力于小儿两侧云门穴，按揉300次。

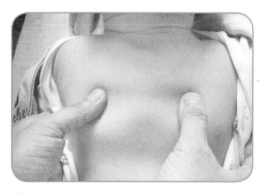

⑦双手拇指指腹着力，沿小儿第一、二、三、四肋间自上而下向两侧分推，反复操作3～5遍。

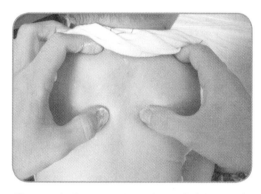

⑧双手拇指置于小儿肩胛内侧，沿肩胛内缘自上而下分推100次。

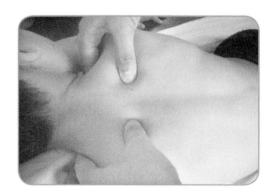

⑨双手拇指指腹分别着力于小儿背部两侧的风门穴，按揉1分钟，至有酸胀感。

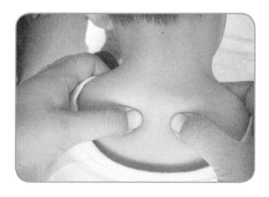

⑩双手拇指指腹分别着力于小儿背部两侧的肺俞穴，按揉1分钟，至有酸胀感。

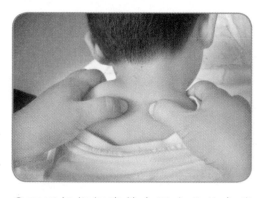

⑪双手拇指指腹着力于小儿的定喘穴，按揉1~2分钟，至有酸胀感。

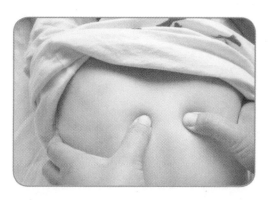

⑫双手拇指指腹着力于小儿背部的膏肓穴，按揉1~2分钟，至有酸胀感。

一、若伴有咳嗽较频，咳嗽声重，痰黏难咳，或伴有发热，大便干，小便黄，舌红，苔黄而腻，指纹色紫，可加①清胃经、②退六腑、③分腹阴阳。

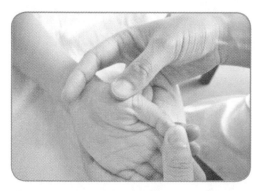

①右手拇指侧峰着力于小儿左手胃经，沿赤白肉际自腕横纹推向指根400次。

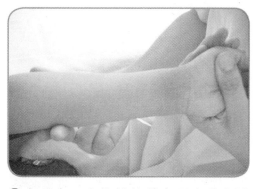

②右手食、中指并拢着力于小儿六腑穴，自肘向下直推至腕部300次。

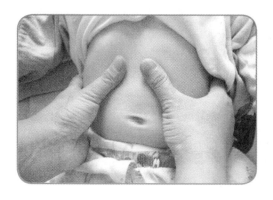

③双手拇指指腹着力，顺腹部前正中线自剑突分推至脐部，反复操作3~5遍。

　　二、若伴有咳嗽痰多，呼噜作响，痰色白清稀，容易咯出，手脚不温，面色苍白，可加①清胃经、②退六腑、③开璇玑、④擦胸骨、⑤揉乳根、⑥揉乳旁、⑦揉丰隆。

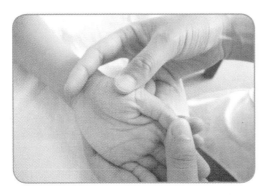

①右手拇指侧峰着力于小儿左手胃经，沿赤白肉际自腕横纹推向指根400次。

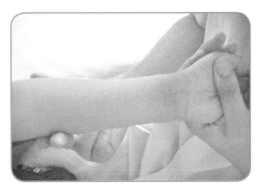

②右手食、中指并拢着力于小儿六腑穴，自肘向下直推至腕部300次。

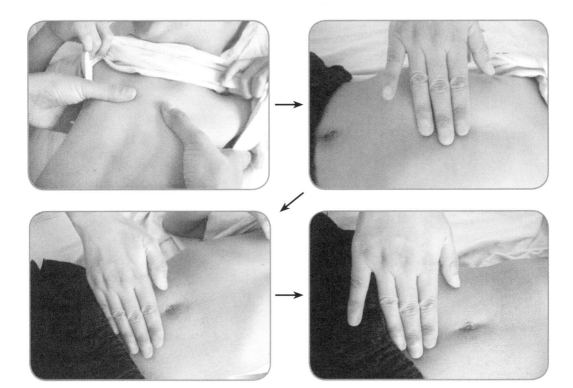

③开璇玑分四步操作：双手拇指置于小儿璇玑穴，沿胸肋由上往下向两旁分推；分推至肋缘后改为用右手食、中、无名指从剑突向脐直推；推至脐后再用右手掌面进行摩腹；摩腹3～5遍后再用右手食、中、无名指从脐向下直推到耻骨联合。反复操作3～5遍。

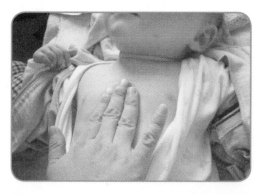

④右手食、中、无名五指并拢着力于胸骨上，进行上下往返擦法，直至局部发热。

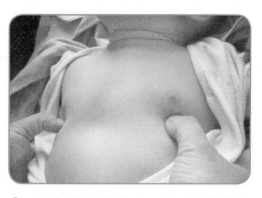

⑤双手拇指指腹着力于小儿两侧乳根穴，按揉300次。

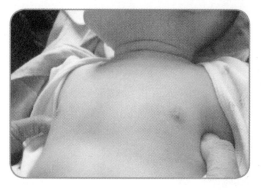

⑥双手拇指指腹着力于小儿两侧乳旁穴，按揉300次。

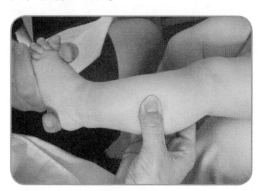

⑦右手拇指指腹着力于小儿丰隆穴，按揉100次，或至局部有酸胀感。

三、若干咳声重，无痰或痰少不易咯出，手脚心热，夜间咳嗽较频，声音干哑，口渴，咽干，唇红，舌红少苔，脉细，可加①补肾经、②揉二马、③按弦走搓摩、④揉脾俞、⑤揉肾俞。

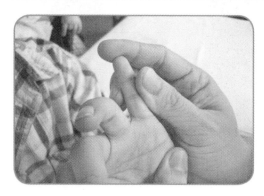

①右手拇指指腹着力，推补肾经500次。

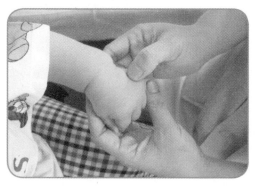

②右手拇指着力于小儿手背第四、五掌骨小头间的二马穴，按揉500次。

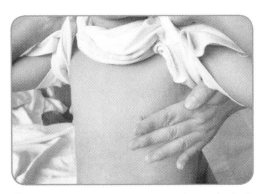

③双掌自小儿腋下向下搓摩至胁肋边缘，反复5~10遍。

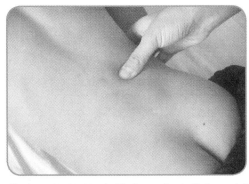

④右手拇指指腹着力于小儿背部一侧脾俞穴，按顺时针方向揉100次。完毕后再以相同方式揉另一侧脾俞穴。

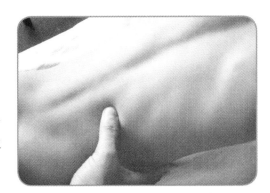

⑤右手拇指指腹着力于小儿背部一侧肾俞穴，按顺时针方向揉200次。完毕后再以相同方式揉另一侧肾俞穴。

支气管肺炎

　　支气管肺炎是婴幼儿常见的呼吸道疾病之一，一般起病较急，冬春季节及气候骤变时最易发生，临床以发热、咳嗽、呼吸急促、鼻翼扇动、X线检查肺部有散在点状或片状阴影为主要表现。本病多因病毒或细菌侵入肺部造成感染所致。

　　治疗应宣肺通气，化痰止咳。

　　常用推拿手法与穴位：①运内八卦、②清肺经、③清板门、④清大肠、⑤点天突、⑥开璇玑、⑦揉乳根、⑧揉乳旁、⑨揉风门、⑩揉肺俞、⑪揉定喘、⑫揉膏肓。

◇ 操作方法 ◇

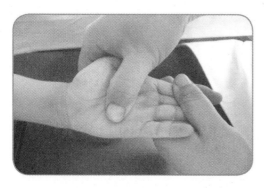

①左手固定住小儿左手，并以拇指指腹盖住小儿中指下离卦，右手拇指指腹着力，按顺时针方向运内八卦500次。

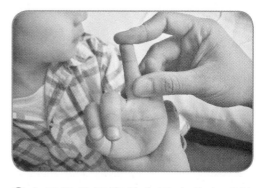

②右手拇指指腹着力于小儿左手肺经，自指根推向指尖500次。

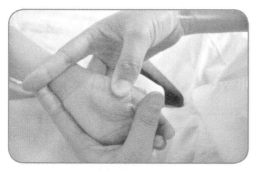

③右手拇指侧峰着力于小儿左手板门穴，自腕部推向指根400次。

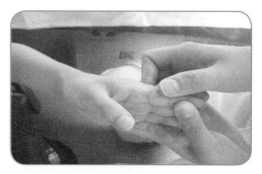

④右手拇指侧峰着力于小儿左手食指桡侧的大肠经，自指根推向指尖，共400次。

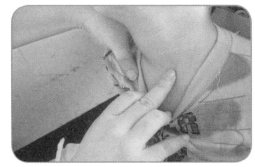

⑤右手中指指尖着力于小儿天突穴，按揉100次。

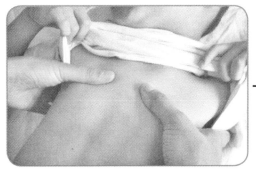 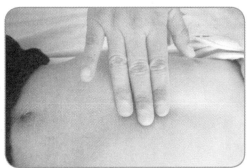

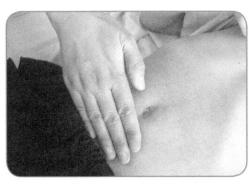 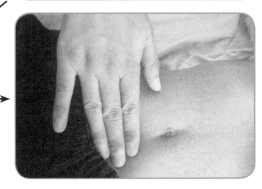

⑥开璇玑分四步操作：双手拇指置于小儿璇玑穴，沿胸肋由上往下向两旁分推；分推至肋缘后改为用右手食、中、无名指从剑突向脐直推；推至脐后再用右手掌面作摩腹；摩腹3~5遍后再用右手食、中、无名指从脐向下直推到耻骨联合。反复操作3~5遍。

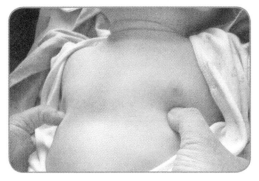 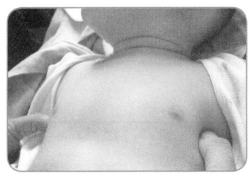

⑦双手拇指指腹着力于小儿两侧乳根穴，按揉300次。

⑧双手拇指指腹着力于小儿两侧乳旁穴，按揉300次。

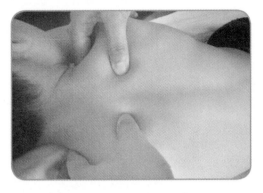

⑨双手拇指指腹着力于小儿背部两侧的风门穴，按揉1分钟，至有酸胀感。

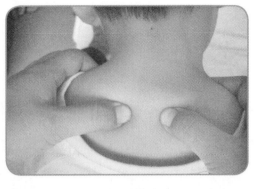

⑩双手拇指指腹分别着力于小儿背部两侧的肺俞穴，按揉1分钟，至有酸胀感。

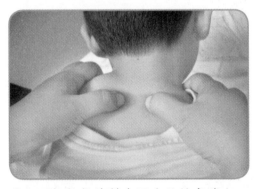

⑪双手拇指指腹着力于小儿的定喘穴，按揉1～2分钟，至有酸胀感。

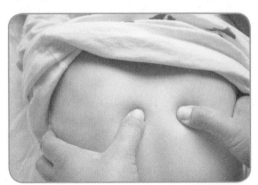

⑫双手拇指指腹着力于小儿背部的膏肓穴，按揉1～2分钟，至有酸胀感。

一、若出现咳嗽、发热、怕冷、不出汗、呼吸急促、痰白清稀，可加①黄蜂入洞、②擦胸骨、③擦肩胛内侧、④擦脊柱两侧膀胱经。

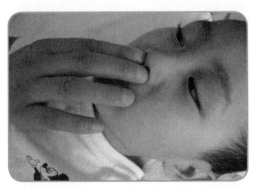

①右手食、中两指指端在靠近小儿两鼻孔下方进行旋转揉动3～5分钟。

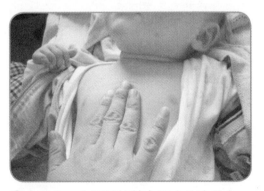

②右手食、中指并拢着力于小儿胸骨上，进行上下往返擦法，直至局部发热。

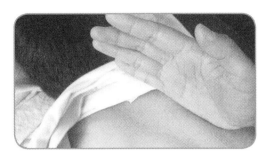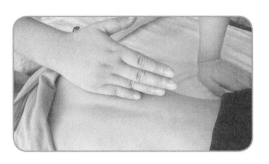

③右手小鱼际着力于小儿肩胛内侧进行擦法，反复操作2~3分钟，或至局部发热。

④右手小鱼际着力于小儿一侧膀胱经（位于脊柱两侧）进行擦法，反复操作2~3分钟，或至局部发热。再以同样方法操作另一侧。

二、若出现高热、烦躁、频繁咳嗽、痰多黄稠、喘息气急、口渴面红、口唇青紫、咽部红肿，可加①水底捞明月、②退六腑、③分推膻中、④揉中府、⑤揉云门、⑥推天柱、⑦分肩胛、⑧自肩膀向下拿揉手太阴肺经。

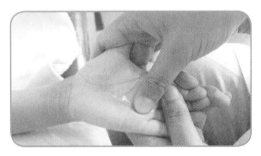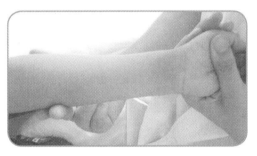

①先将冷水滴在小儿掌心内劳宫穴处，在掌心做旋推，边推边吹凉气。然后用右手拇指从小儿指根，经手掌尺侧、掌小横纹、小天心，推运到掌心，边推边吹凉气，反复操作3分钟。

②右手食、中指并拢着力于小儿六腑穴，自肘向下直推至腕部300次。

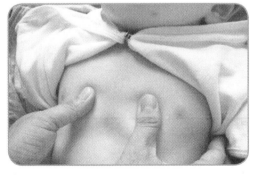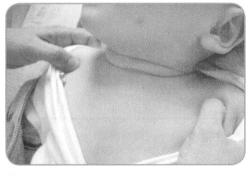

③双手拇指指腹着力于小儿膻中穴，沿第四肋间向两侧分推，反复操作10~20遍。

④双手拇指指腹着力于小儿两侧中府穴，按揉300次。

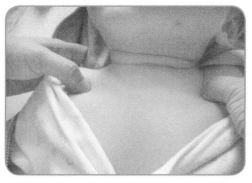

⑤双手拇指指腹着力于小儿两侧云门穴，按揉300次。

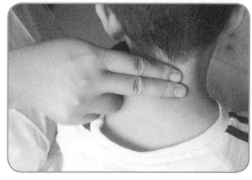

⑥右手食、中指并拢自上而下直推小儿天柱骨，至局部发红。

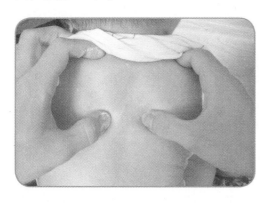

⑦双手拇指置于小儿肩胛内侧，沿肩胛内缘自上而下分推100次。

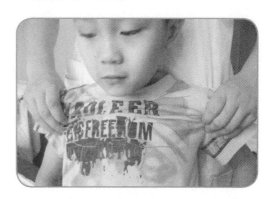

⑧拇指置于小儿肩膀后方，其他四指置于肩前，五指相对用力，自上而下拿揉小儿手太阴肺经至肘部。

三、若病程较长，咳嗽少痰或干咳无痰，气急不显，面色苍白无华，疲倦乏力，食欲不振，可加①补脾经、②补肾经、③揉二马、④擦肩胛内侧、⑤揉脾俞、⑥揉胃俞、⑦揉肾俞。

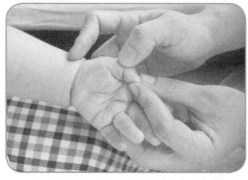

①右手拇指侧峰着力，推补脾经500次。

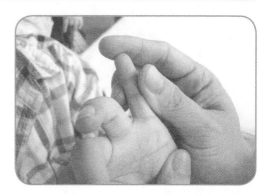

②右手拇指指腹着力，推补肾经500次。

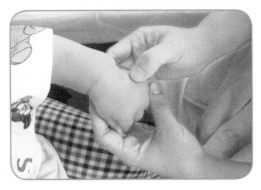

③右手拇指着力于小儿手背第四、五掌骨小头间的二马穴，按揉500次。

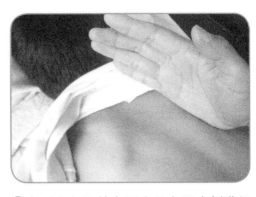

④右手小鱼际着力于小儿肩胛内侧进行擦法，反复操作2～3分钟，或至局部发热。

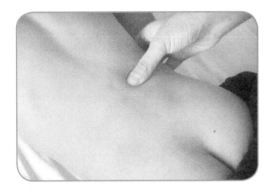

⑤右手拇指指腹着力于小儿背部一侧脾俞穴，按顺时针方向揉100次。完毕后再以相同方式揉另一侧脾俞穴。

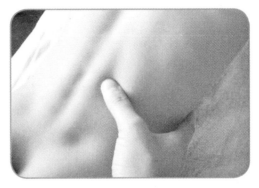

⑥右手拇指指腹着力于小儿背部一侧胃俞穴，按顺时针方向揉100次。完毕后再以相同方式揉另一侧胃俞穴。

⑦右手拇指指腹着力于小儿背部一侧肾俞穴，按顺时针方向揉200次。完毕后再以相同方式揉另一侧肾俞穴。

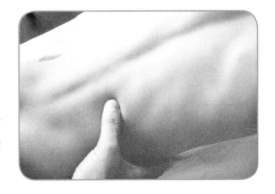

🩺 专家提示

若出现心力衰竭或肺性脑病，需及时抢救。

反复性呼吸道感染

反复性呼吸道感染以反复感冒、扁桃体炎、支气管炎为主要表现。上呼吸道感染一年达 5～7 次，下呼吸道感染一年达 2～3 次，且每次上呼吸道感染可达 10 天以上，下呼吸道感染可达 3 周以上，往往旧感初愈，新感又起，或是由上呼吸道感染很快发展为下呼吸道感染。本病的发病年龄多见于 6 个月～6 岁，是让家长非常头痛的疾病之一。

治疗宜益气固表，调和五脏。

常用推拿手法与穴位：①运内八卦、②清肺经、③揉板门、④清天河水、⑤清大肠、⑥清补脾经、⑦揉风门、⑧揉肺俞、⑨揉定喘。

─────◇ 操作方法 ◇─────

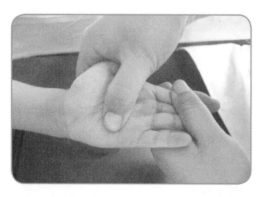

①左手固定住小儿左手，并以拇指指腹盖住小儿中指下离卦，右手拇指指腹着力，按顺时针方向运内八卦500次。

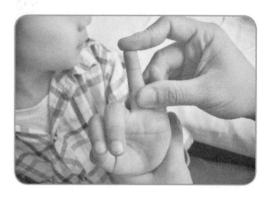

②右手拇指指腹着力于小儿左手肺经，自指根推向指尖500次。

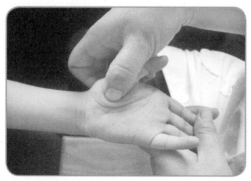

③右手拇指指腹着力于小儿左手板门穴，按揉400次。

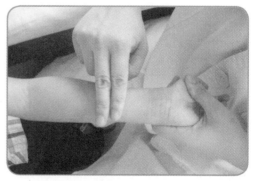

④右手食、中指并拢，着力于小儿前臂正中的天河水穴，自腕横纹推向肘横纹500次。

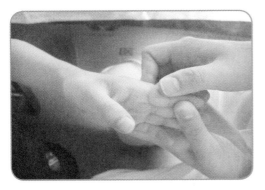

⑤右手拇指侧峰着力于小儿左手食指桡侧的大肠经，自指根推向指尖，共400次。

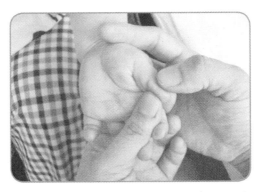

⑥右手拇指侧峰着力于小儿左手拇指桡侧的脾经，在指根与指尖之间来回进行推法，共300次。

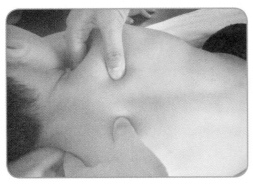

⑦双手拇指指腹分别着力于小儿背部两侧的风门穴，按揉1分钟，至有酸胀感。

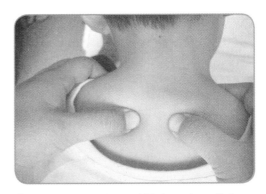

⑧双手拇指指腹分别着力于小儿背部两侧的肺俞穴，按揉1分钟，至有酸胀感。

⑨双手拇指指腹着力于小儿的定喘穴，按揉1~2分钟，至有酸胀感。

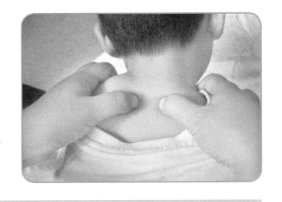

一、若反复感冒，时时咳嗽，喉中有痰声，经常出汗，偏食少食，形体较瘦，四肢不温，倦怠乏力，大便稀薄，或出现鸡胸龟背，囟门不闭，发育迟缓，可加①补脾经、②补肾经、③揉二马、④揉一窝风、⑤推三关、⑥揉脾俞、⑦擦脊柱两侧膀胱经、⑧捏脊。

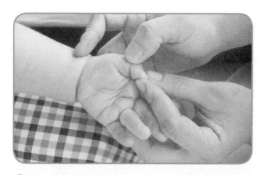

①右手拇指侧峰着力，推补脾经500次。

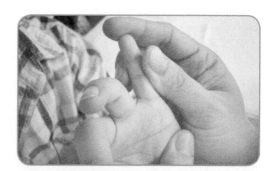

②右手拇指指腹着力，推补肾经500次。

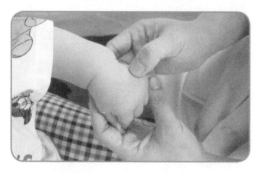

③右手拇指着力于小儿手背第四、五掌骨小头间的二马穴，按揉500次。

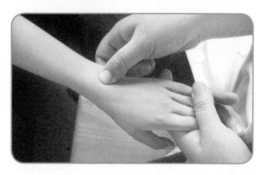

④右手拇指指腹着力，按顺时针方向按揉一窝风穴300次。

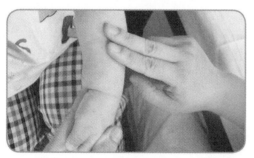

⑤右手食、中指并拢，着力于小儿前臂桡侧的三关穴，自腕横纹推向肘横纹500次。

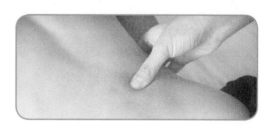

⑥右手拇指指腹着力于小儿背部一侧的脾俞穴，顺时针揉100次，完毕后再以相同方式揉另一侧的脾俞穴。

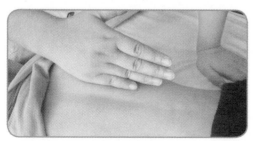

⑦右手小鱼际着力于脊柱一侧的膀胱经进行擦法，反复操作2～3分钟，或至局部发热。完毕后再以同法操作另一侧。

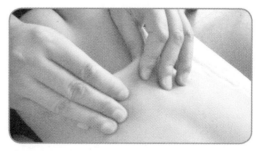

⑧双手拇指与其他四指相对将小儿背部皮肤提起，自下而上捏脊5遍，后2遍注意每捏3下向上提1下。

二、若反复感冒发烧，夜间睡眠不安，打呼噜，频繁翻身，踢蹬被子，口臭，手脚心热，平时喜肉食，可加①清胃经、②清小肠、③揉掌小横纹、④退六腑、⑤推下七节骨。

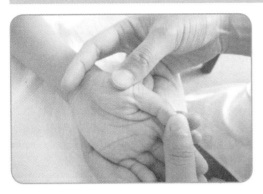

①右手拇指侧峰着力于小儿左手胃经，沿赤白肉际自腕横纹推向指根400次。

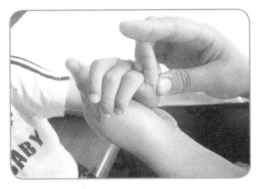

②右手拇指指腹着力于小儿左手小指外侧的小肠经，自指根推向指尖500次。

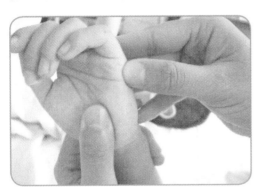

③右手拇指指尖着力于小儿左手掌小横纹穴，进行揉法300次。

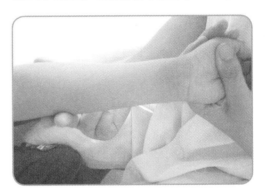

④右手食、中指并拢着力于小儿六腑穴，自肘向下直推至腕部300次。

⑤右手食、中、无名指并拢，着力于小儿腰骶部七节骨，自上而下直推2~3分钟，至局部皮肤发红。

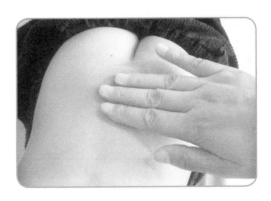

哮喘

　　哮喘是由于天气寒冷或吸入花粉、灰尘以及食用鱼、虾、蟹后引发气管痉挛，分泌大量痰液，导致气道受阻，而出现痰鸣咳喘、呼吸困难等症状的疾病。本病常反复发作，多见于 4～5 岁以上的小儿。小儿哮喘常有家族史。哮喘分发作期和缓解期，治疗各有偏重。

　　发作期治疗应以祛痰除湿、宣肺解痉为主。

　　常用推拿手法与穴位：①清肺经、②清胃经、③清大肠、④擦胸骨、⑤分八道、⑥揉乳根、⑦揉乳旁、⑧搓摩胁肋、⑨分肩胛、⑩揉肺俞、⑪揉脾俞、⑫揉肾俞。

◇ 操作方法 ◇

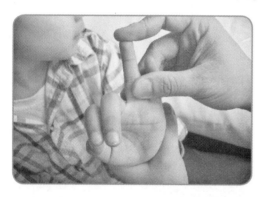

①右手拇指指腹着力于小儿左手肺经，自指根推向指尖500次。

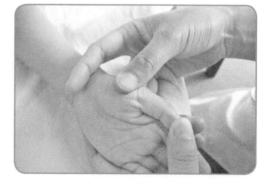

②右手拇指侧峰着力于小儿左手胃经，沿赤白肉际自腕横纹推向指根400次。

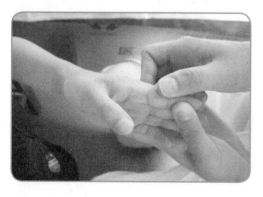

③右手拇指侧峰着力于小儿左手食指桡侧的大肠经，自指根推向指尖，共400次。

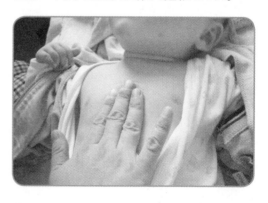

④右手食、中指并拢着力于小儿胸骨上，作上下往返擦法，直至局部发热。

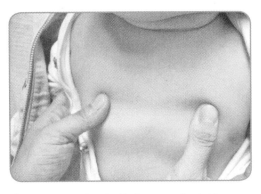

⑤双手拇指指腹着力，沿小儿第一、二、三、四肋间自上而下向两侧分推，反复操作3～5遍。

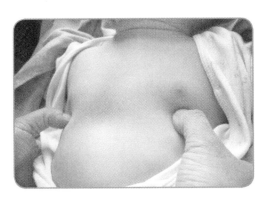

⑥双手拇指指腹着力于小儿两侧乳根穴，按揉300次。

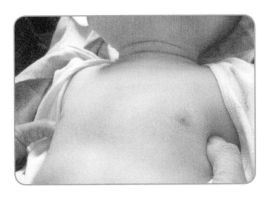

⑦双手拇指指腹着力于小儿两侧乳旁穴，按揉300次。

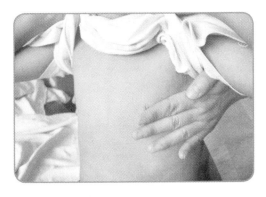

⑧用双掌自小儿腋下向下搓摩至胁肋边缘，反复5～10遍。

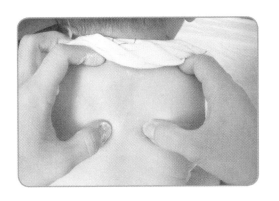

⑨双手拇指置于小儿肩胛内侧，沿肩胛内缘自上而下分推100次。

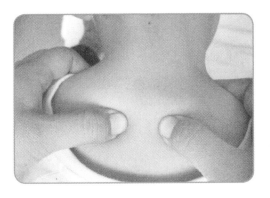

⑩双手拇指指腹分别着力于小儿背部两侧的肺俞穴，按揉1分钟，至有酸胀感。

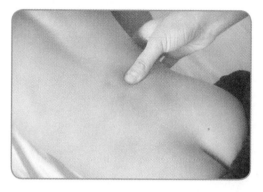

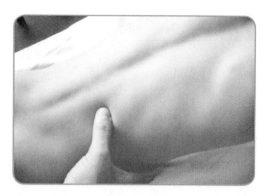

⑪右手拇指指腹着力于小儿背部一侧脾俞穴，按顺时针方向揉100次。完毕后再以相同方式揉另一侧脾俞穴。

⑫右手拇指指腹着力于小儿背部一侧肾俞穴，按顺时针方向揉200次。完毕后再以相同方式揉另一侧肾俞穴。

一、若伴有形寒无汗、痰清稀多沫、四肢不温、面色苍白、舌苔白、脉滑，可加①擦胸部、②擦背部、③擦督脉。

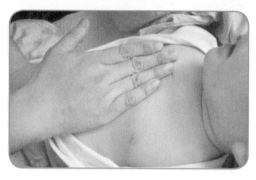

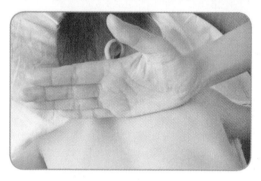

①右手四指并拢，在小儿胸部上进行斜向往返擦法，直至局部发热。

②右手小鱼际着力于小儿背部进行横向擦法，反复操作2～3分钟，或至局部发热。

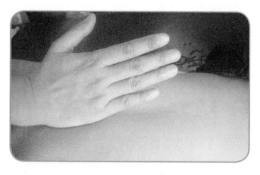

③右手小鱼际着力于小儿督脉进行擦法，反复操作2～3分钟，或至局部发热。

二、若伴有发热、面红、痰稠色黄、口渴喜饮、小便黄、大便干、舌苔黄、脉滑，可加①推膻中、②开璇玑、③揉中府、④揉云门。

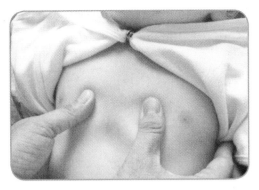

①双手拇指指腹着力于小儿膻中穴，沿第四肋间向两侧分推。反复操作10~20遍。

②开璇玑分四步操作：双手拇指置于患儿璇玑穴，沿胸肋由上往下向两旁分推；分推至肋缘后改为用右手食、中、无名指，从剑突向脐直推；推至脐后再用右手掌面进行摩腹；摩腹3~5遍后再用右手食、中、无名指从脐向下直推到耻骨联合。反复操作3~5遍。

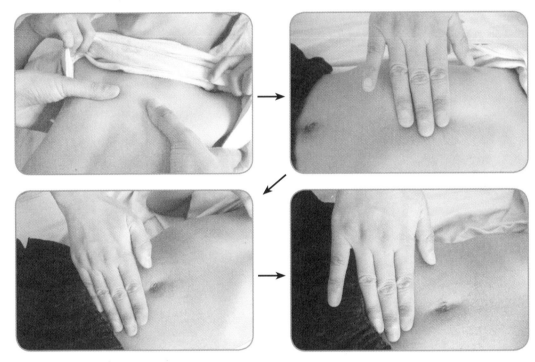

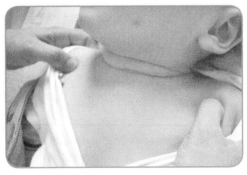

③双手拇指指腹着力于小儿两侧中府穴，按揉300次。

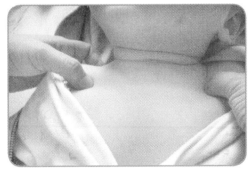

④双手拇指指腹着力于小儿两侧云门穴，按揉300次。

　　缓解期可见咳痰，气短，怕冷，自汗，喉间时有痰鸣，食少便溏，易感冒，全身乏力，舌淡、苔薄白，脉缓无力。治疗应以扶正固本为主。

　　常用推拿手法与穴位：①清肺经、②补脾经、③补肾经、④揉外劳宫、⑤揉肺俞、⑥揉定喘、⑦揉脾俞、⑧揉肾俞、⑨揉三焦俞、⑩擦督脉、⑪擦脊柱两侧膀胱经。

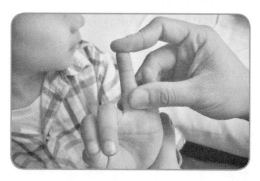

①右手拇指指腹着力于小儿左手肺经，自指根推向指尖500次。

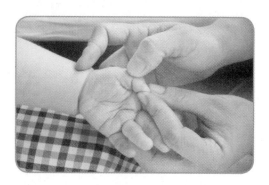

②右手拇指侧峰着力推补脾经500次。

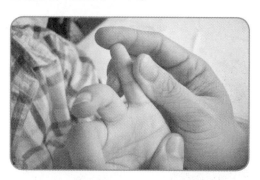

③右手拇指指腹着力，推补肾经500次。

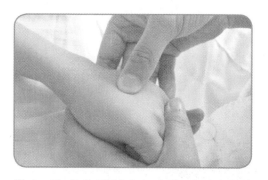

④右手拇指指腹着力于小儿手背外劳宫穴，揉500次。

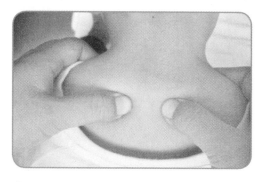

⑤双手拇指指腹分别着力于小儿背部两侧的肺俞穴，按揉1分钟，至有酸胀感。

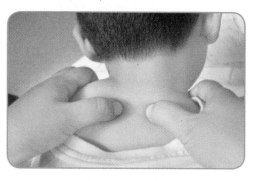

⑥双手拇指指腹着力于小儿的定喘穴，按揉1~2分钟，至有酸胀感。

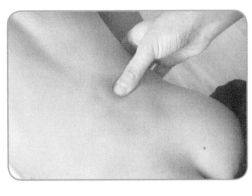

⑦右手拇指指腹着力于小儿背部一侧脾俞穴，按顺时针方向揉100次。完毕后再以相同方式揉另一侧脾俞穴。

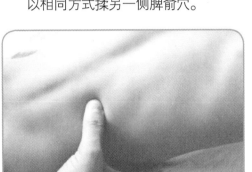

⑧右手拇指指腹着力于小儿背部一侧肾俞穴，顺时针揉200次。完毕后再以相同方式揉另一侧肾俞穴。

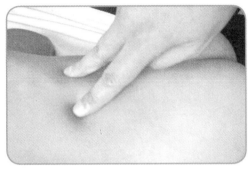

⑨右手食、中指分别按于小儿背部两侧三焦俞穴上，按揉2分钟。

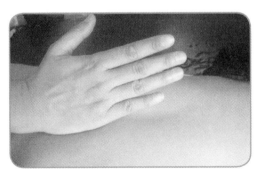

⑩右手小鱼际着力于小儿督脉进行擦法，反复操作2～3分钟，或至局部发热。

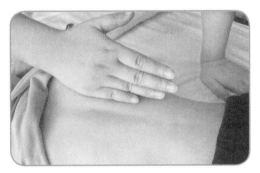

⑪右手小鱼际着力于小儿一侧膀胱经进行擦法，反复操作2～3分钟，或至局部发热。完毕后再以同样方法操作另一侧。

专家提示

　　饮食有节，不宜过饱，切勿食用过甜、过咸和生冷的食品。适当活动，多晒太阳，呼吸新鲜空气，以增强体质。

小儿暑热症

此病又称"夏季热"。常见症状为病儿盛夏季节缓慢起病，呈持续高热，体温在 38℃ ~ 40℃ 之间，可持续 1 ~ 3 个月之久。此病气温越高，发热时体温越高，气候转凉体温渐降。多见于 3 岁以下的婴幼儿。

治疗应清解暑热。

常用推拿手法与穴位：①清肺经、②清胃经、③清天河水、④退六腑。

——— ◇ **操作方法** ◇ ———

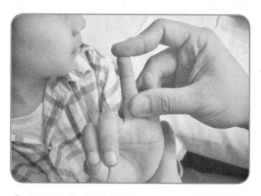

①右手拇指指腹着力于小儿左手肺经，自指根推向指尖500次。

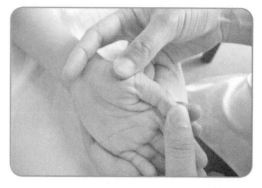

②右手拇指侧峰着力于小儿左手胃经，沿赤白肉际自腕横纹推向指根400次。

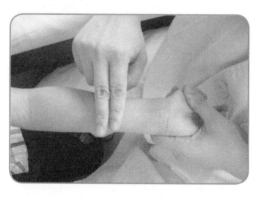

③右手食、中指并拢，着力于小儿前臂正中的天河水穴，自腕横纹推向肘横纹500次。

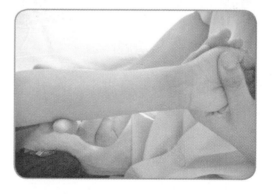

④右手食、中指并拢着力于小儿六腑穴，自肘向下直推至腕部300次。

一、若伴有鼻塞、流涕、咳嗽、咽喉红肿，可加①开天门、②推坎宫、③揉太阳、④揉耳后高骨、⑤掐揉少商、⑥拿肩井。

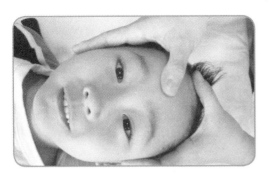

①双手拇指指腹着力，交替做开天门，反复5～10遍。

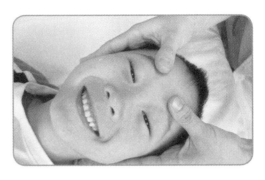

②双手拇指指腹着力，沿眉弓自内向外分推至眉梢以推坎宫，反复5～10遍。

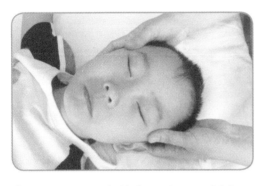

③双手拇指指腹着力于小儿两侧太阳穴，按揉1～2分钟，或至有酸胀感。

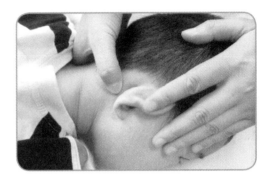

④右手拇指指腹着力于小儿一侧耳后高骨，按揉1～2分钟，然后再以同样的方法操作另一侧。

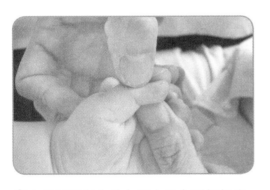

⑤右手拇指指尖着力于小儿左手拇指尖部的少商穴，进行掐法后继而揉之，反复3～5遍。

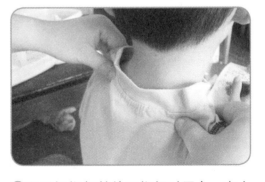

⑥双手拇指与其他四指相对用力，在小儿两侧肩井穴进行拿法，反复3～5遍。

二、若伴有发热持续不退，热势多午后增高，口渴多饮，皮肤干燥，无汗或少汗，烦躁明显，唇红干燥，舌质红、苔薄黄，可加①水底捞明月、②揉二马、③推脊、④揉足三里。

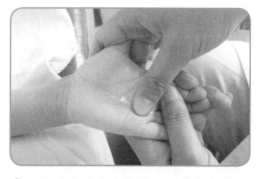

①先将冷水滴在小儿掌心内劳宫穴处，在掌心做旋推，边推边吹凉气。然后用右手拇指从小儿指根，经手掌尺侧、掌小横纹、小天心，推运到掌心，边推边吹凉气，反复操作3分钟。

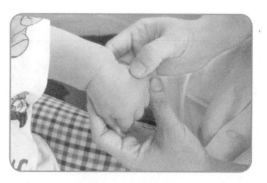

②右手拇指着力于小儿手背第四、五掌骨小头间的二马穴，按揉500次。

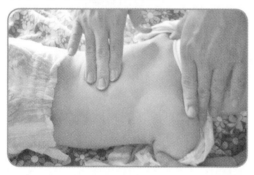

③食、中、无名指并拢自上而下直推小儿脊柱骨，至局部发红。

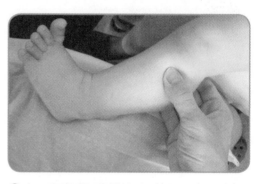

④右手拇指指腹着力于小儿腿部一侧足三里穴，按顺时针方向揉100次。完毕后再以相同方式揉另一侧足三里穴。

　　三、若有手足心热、烦躁不安、小便频、大便溏、热势早重晚轻、全身疲倦乏力的，可加①补脾经、②补肾经、③清心经、④揉二马、⑤摩腹、⑥揉关元、⑦揉涌泉。

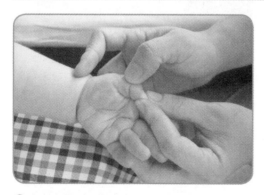

①右手拇指侧峰着力，推补脾经500次。

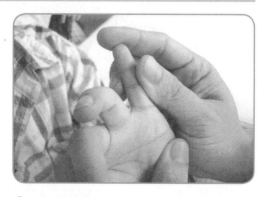

②右手拇指指腹着力，推补肾经500次。

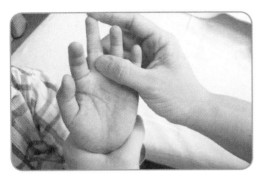

③右手拇指指腹着力于小儿左手中指掌面的心经，自指根推向指尖500次。

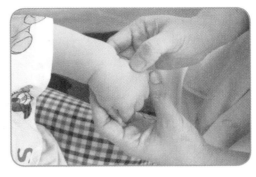

④右手拇指着力于小儿手背第四、五掌骨小头间的二马穴，按揉500次。

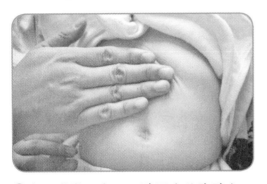

⑤右手掌掌心向下，贴于小儿腹壁上，按顺时针方向摩腹100次。

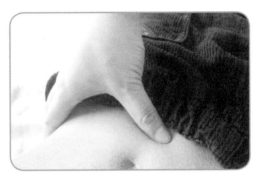

⑥右手拇指指腹着力于小儿下腹部关元穴，按顺时针方向做揉法100次。

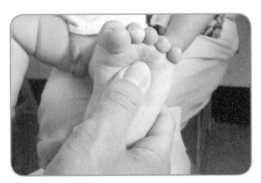

⑦右手拇指指腹着力，分别按揉小儿双侧涌泉穴各300次。

专家提示

　　患儿宜食清淡而富有营养的食物，如绿豆汤、米粥、鸡蛋、青菜和水果等。

　　对于高热的患儿，可将冷湿毛巾放置其前额部，用酒精擦浴腋窝、腘窝和腹股沟做物理降温，必要时可在医生指导下服用退热药。

流 行 性 腮 腺 炎

　　此病由腮腺炎病毒引起，临床特征为发热，腮腺非化脓性肿痛，以耳垂为中心，向前、后、下发展，状如梨形，边缘不清，触之坚韧有弹性，有轻触痛。

　　治疗宜散风解表，清热解毒。

　　常用推拿手法与穴位：①清肺经、②清胃经、③清板门、④清天河水、⑤退六腑。

◇ 操作方法 ◇

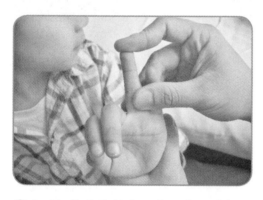

①右手拇指指腹着力于小儿左手肺经，自指根推向指尖500次。

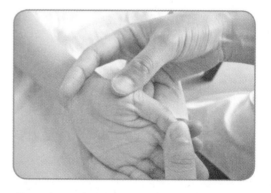

②右手拇指侧峰着力于小儿左手胃经，沿赤白肉际自腕横纹推向指根400次。

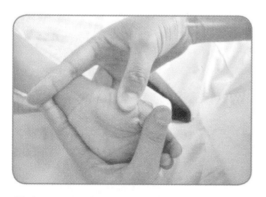

③右手拇指侧峰着力于小儿左手板门穴，自腕部推向指根400次。

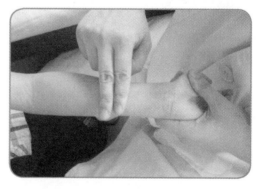

④右手食、中指并拢，着力于小儿前臂正中的天河水穴，自腕横纹推向肘横纹500次。

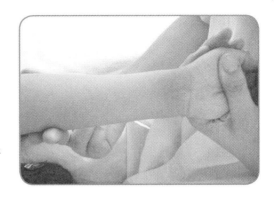

⑤右手食、中指并拢着力于小儿六腑穴，自肘向下直推至腕部300次。

一、若病程较短，伴有轻微发热、微微怕冷，可加①开天门、②推坎宫、③揉太阳、④揉耳后高骨、⑤拿风池。

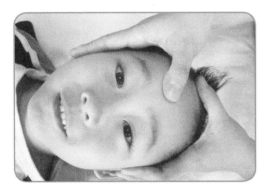

①双手拇指指腹着力，交替做开天门，反复5～10遍。

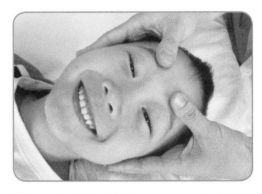

②双手拇指指腹着力，沿眉弓自内向外分推至眉梢坎宫，反复5～10遍。

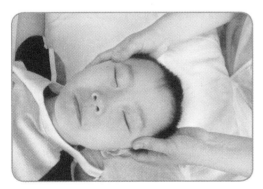

③双手拇指指腹着力于小儿两侧太阳穴，按揉1～2分钟，或至有酸胀感。

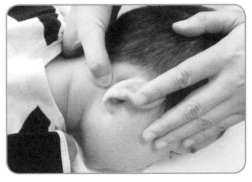

④右手拇指指腹着力于小儿一侧耳后高骨，按揉1～2分钟，然后再以同样的方法操作另一侧。

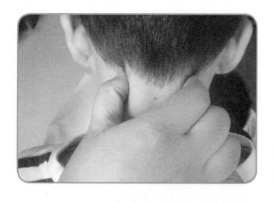

⑤右手拇、食两指分别置于小儿两侧风池穴，相对用力进行提拿法5～10次。

二、若发热较盛、口渴欲饮水、腮部肿胀拒按、咽部红肿疼痛，可加①水底捞明月、②提拿大椎、③揉肺俞、④推脊。

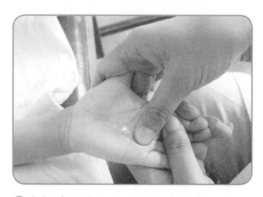

①先将冷水滴在小儿掌心内劳宫穴处，在掌心做旋推，边推边吹凉气。然后用右手拇指从小儿指根，经手掌尺侧、掌小横纹、小天心，推运到掌心，边推边吹凉气，反复操作3分钟。

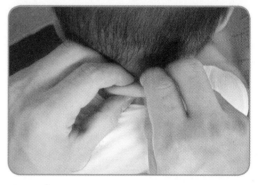

②双手拇、食指两两相对置于大椎穴，四指同时用力向上进行提拿法，反复操作3～5遍。

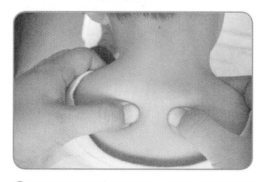

③双手拇指指腹分别着力于小儿背部两侧的肺俞穴，按揉1分钟，至有酸胀感。

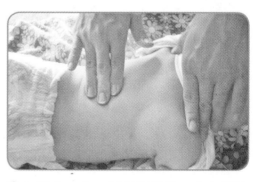

④右手食、中、无名指并拢，自上而下直推患儿脊柱骨，至局部发红。

消化系统疾病

腹 泻

　　小儿腹泻是以大便次数增多，便质稀薄，甚至泻水为特点的一种疾病。2岁以下婴幼儿最多见。腹泻可由多种因素引起，如受寒、伤食、吃变质食物等都可引发腹泻。

　　治疗本病以健脾消食、和胃清肠为主。

　　常用推拿手法与穴位：①运内八卦、②补脾经、③清大肠、④摩腹、⑤揉脐、⑥揉龟尾。

◇ 操作方法 ◇

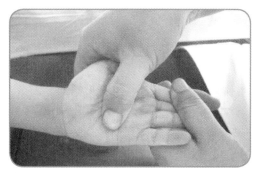

①左手固定住小儿左手，并以拇指指腹盖住小儿中指下离卦，右手拇指指腹着力，按顺时针方向运内八卦500次。

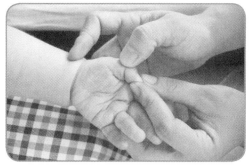

②右手拇指侧峰着力于小儿左手脾经，推补脾经500次。

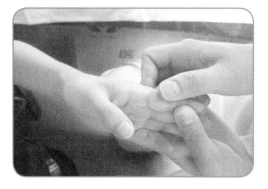

③右手拇指侧峰着力于小儿左手食指桡侧的大肠经，自指根推向指尖，共400次。

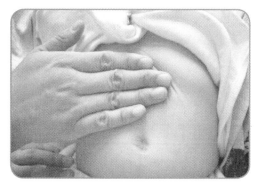

④右手掌掌心向下，贴于小儿腹部，沿顺时针摩腹100次。

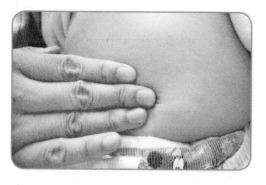

⑤右手食、中、无名指并拢，着力于小儿脐部，按顺时针方向揉脐100次。

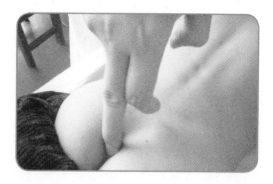

⑥右手中指着力于小儿龟尾穴，按顺时针方向揉100次。

一、如果大便味酸腐难闻，有明显的饮食过量史，可加①清胃经、②揉中脘、③搓揉腹部。

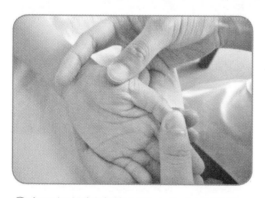

①右手拇指侧峰着力于小儿左手胃经，沿赤白肉际自腕横纹推向指根400次。

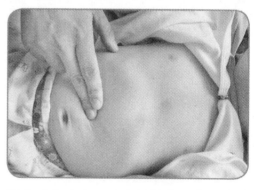

②右手食、中、无名指着力于小儿中脘穴，按顺时针方向操作100次。

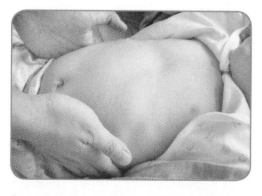

③双手置于小儿腹部两侧，向反方向相对用力搓揉腹部100次。

二、如果大便味臭秽，颜色深黄，肛门周围皮肤发深红色，可加①退六腑、②揉天枢、③推下七节骨。

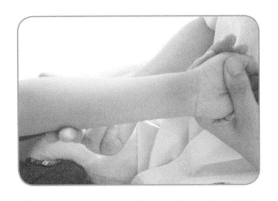

①左手固定住小儿左手，右手食、中指并拢着力于小儿六腑穴，自肘向下直推至腕部300次。

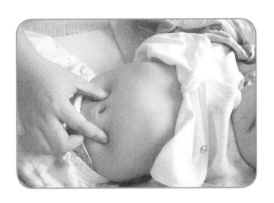

②右手拇、食指着力于小儿两侧天枢穴，按顺时针方向揉100次。

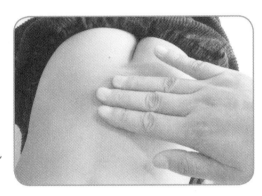

③右手食、中、无名指并拢着力于小儿七节骨穴，自上而下推之，共100次。

三、如果大便黄绿色，味不大，夹有泡沫或奶瓣，可加①揉脾俞、②揉胃俞、③揉外劳宫、④揉足三里、⑤捏脊。

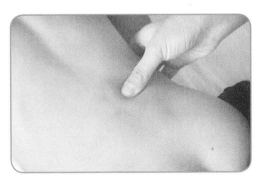

①右手拇指指腹着力于小儿背部一侧脾俞穴，按顺时针方向揉100次，完毕后再以相同方式揉另一侧脾俞穴。

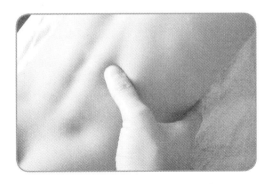

②右手拇指指腹着力于小儿背部一侧胃俞穴，按顺时针方向揉100次，完毕后再以相同方式揉另一侧胃俞穴。

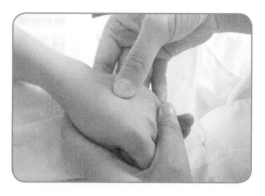

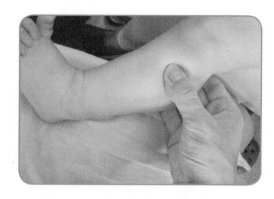

③右手拇指指腹着力于小儿手背外劳宫穴，揉500次。

④右手拇指指腹着力于小儿腿部一侧足三里穴，按顺时针方向揉100次，完毕后再以相同方式揉另一侧足三里穴。

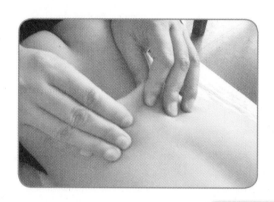

⑤双手拇指与其他四指相对将小儿背部皮肤提起，自下而上捏脊5遍，后2遍注意每捏3下向上提1下。

专家提示

腹泻患儿应及时补充水分，以免发生脱水。同时要选择清淡易于消化的食物，减轻胃肠的负担。

呕吐

呕吐是指胃中食物上涌，由口中吐出，或由鼻孔喷出的一种病症。多因饮食过量、品种繁杂或过食生冷不洁食品引起。

治疗本病以调节胃肠、和降胃气为主。

常用推拿手法与穴位：①运内八卦、②板门推向横纹、③清大肠、④推膻中、⑤摩中脘、⑥摩腹、⑦揉脾俞、⑧揉胃俞。

◇ **操作方法** ◇

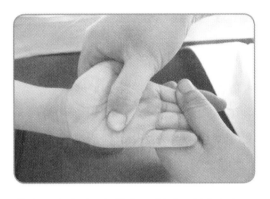

①右手拇指指腹着力，按顺时针方向运内八卦500次。

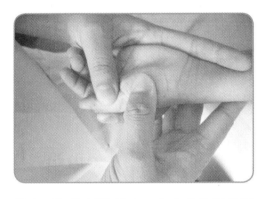

②右手拇指侧峰着力，自小儿拇指根部推向腕横纹300次。

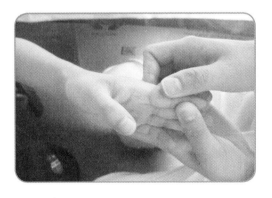

③右手拇指桡侧着力，自小儿虎口直推至食指指尖做清大肠300次。

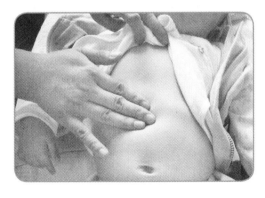

④右手食、中、无名指并拢，自膻中穴直推至脐部200次。

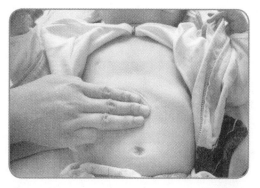

⑤右手食、中、无名指并拢，以中脘穴为中心，进行按摩200次。

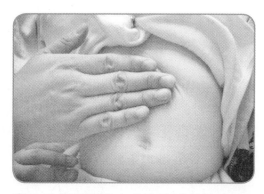

⑥右手掌面紧贴小儿腹壁进行按摩100次。

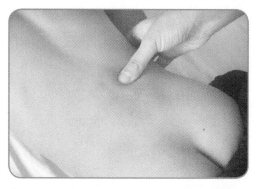

⑦右手拇指指腹着力于小儿背部一侧脾俞穴，按顺时针方向揉1分钟，完毕后再以相同方式揉另一侧脾俞穴。

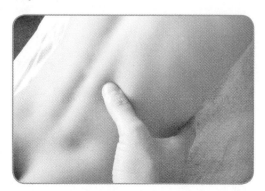

⑧右手拇指指腹着力于小儿背部一侧胃俞穴，按揉100～300次，完毕后再以相同方式揉另一侧胃俞穴。

一、如果有伤食病史，且吐出物发酸腐味，可加①清胃经、②揉板门。

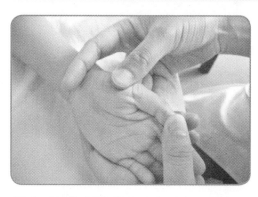

①右手拇指侧峰着力于小儿左手胃经，沿赤白肉际自腕横纹推向拇指指根400次。

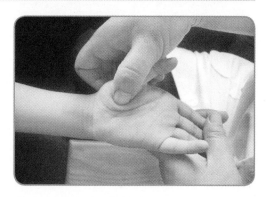

②右手拇指指腹着力于小儿左手板门穴，按揉400次。

二、如果伴随发热、流涕等感冒症状，可加①开天门、②推坎宫、③运太阳、④揉耳后高骨、⑤清肺经、⑥拿风池。

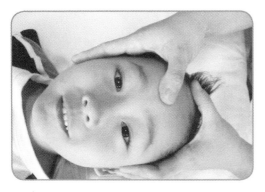

①双手拇指指腹着力，交替做开天门，反复5～10遍。

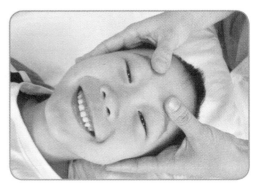

②双手拇指指腹着力，沿眉弓自内向外分推坎宫，反复5～10遍。

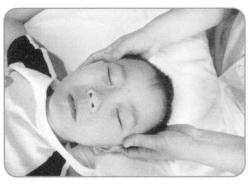

③双手中指指腹着力于小儿两侧太阳穴，按揉1～2分钟，或至有酸胀感。

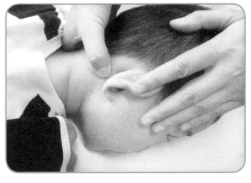

④右手拇指指腹着力于小儿一侧耳后高骨，按揉1～2分钟，然后再以同样的方法操作另一侧。

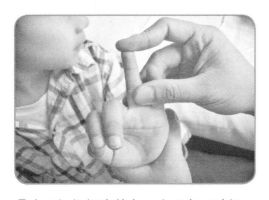

⑤右手拇指指腹着力于小儿左手肺经，自指根推向指尖500次。

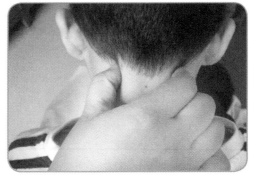

⑥右手拇、食两指分别置于小儿两侧风池穴，相对用力进行提拿法5～10次。

　　三、如果是由于喂乳过急过多而引起的吐乳，可抱起孩子，轻抚脊柱，和降胃气，并可轻拍其背部，以使胃中积气排出。

专家提示

　　患儿如果出现剧烈的喷射样呕吐，需排除颅脑疾病。

腹 痛

腹痛是小儿的常见疾病，表现为腹部脐周阵发性或持续性的疼痛，本病多由受寒、伤食、蛔虫等因素引起。

治疗应以解除痉挛、舒缓胃肠为主。

常用推拿手法与穴位：①运内八卦、②揉一窝风、③摩腹、④揉脐、⑤揉足三里。

◇ 操作方法 ◇

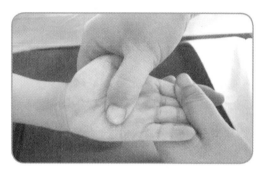

①右手拇指指腹着力，按顺时针方向运内八卦500次。

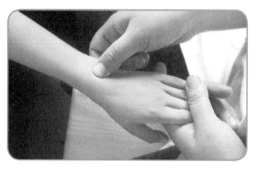

②右手拇指指腹着力，按顺时针方向按揉一窝风穴300次。

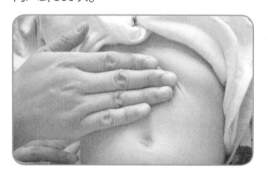

③右手掌掌心向下，贴于小儿腹壁上，按顺时针方向摩腹100次。

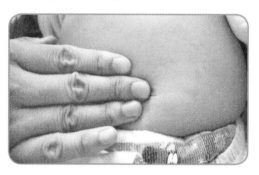

④右手食、中、无名指并拢，按揉脐部200次。

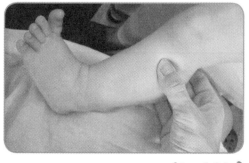

⑤右手拇指指腹着力，按揉小儿双侧足三里穴各300次。

一、因受寒引起并伴有手脚发凉、腹部喜暖喜按，可加①揉外劳宫、②摩中脘、③拿肚角。

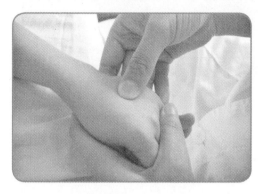

①右手拇指指腹着力，按揉小儿左手外劳宫穴500次。

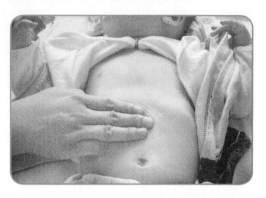

②右手掌面紧贴小儿上腹中脘穴，按摩300次。

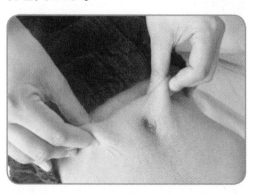

③双手拇指和食、中指相对，着力于小儿腹部两侧肚角，提拿5~10次。

二、因伤食引起，并伴有呕吐或大便味酸臭，可加①清胃经、②揉中脘、③搓摩胁肋及腹部。

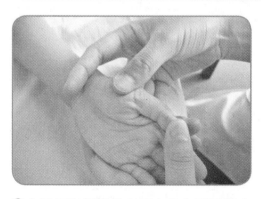

①右手拇指侧峰着力于小儿左手胃经直推400次。

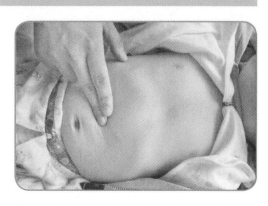

②右手食、中指并拢，着力于中脘穴，按揉2分钟。

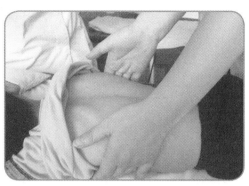

③双手置于小儿胸胁两侧，相对用力自上而下搓摩至下腹部两侧，反复操作3～5遍。

三、由蛔虫引发的腹痛往往突然发作，突然停止，伴有喜食异物，大便镜检可发现蛔虫卵，可加①拿肚角、②揉肝俞、③揉胆俞、④揉阳陵泉。

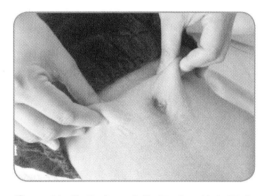

①双手拇指和食、中指相对，着力于小儿腹部两侧肚角，一松一紧提拿5～10次，直至腹痛缓解。

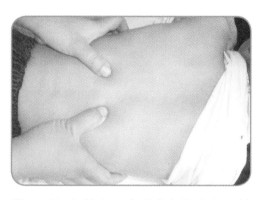

②双手拇指着力于小儿背部肝俞穴，按揉1～3分钟，至有酸胀感。

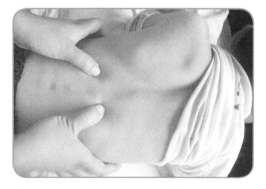

③双手拇指着力于小儿背部胆俞穴，按揉1～3分钟，至有酸胀感。

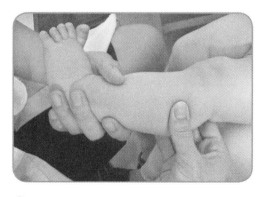

④右手拇指着力于小儿一侧阳陵泉穴，按揉1～3分钟，至有酸胀感。完毕后以同样方法按揉另一侧阳陵泉穴。

四、若仅在饭前或饭后腹痛，且疼痛较轻，大便多不成形，并夹有许多不消化的食物残渣，可加①补脾经、②补肾经、③揉外劳宫、④揉足三里。

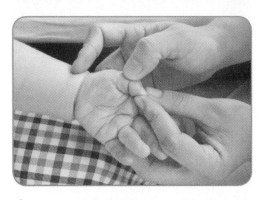

①右手拇指桡侧偏峰着力，推补脾经500次。

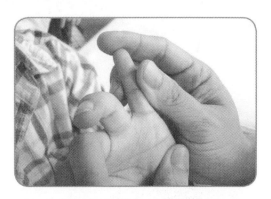

②右手拇指指腹着力，推补肾经500次。

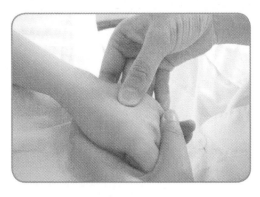

③右手拇指指腹着力，按揉小儿左手外劳宫穴500次。

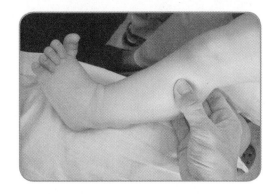

④右手拇指着力于小儿一侧足三里穴，按揉1～3分钟，至有酸胀感。完毕以后以同样方法按揉另一侧。

专家提示

如果患儿出现剧烈腹痛，并且腹壁紧张如板状，应考虑急腹症，需马上到医院检查，以免贻误病情。

厌食

厌食是指小儿在较长一段时间里见食不贪，或者拒绝饮食，并逐渐出现身体消瘦。本病多由喂养方式不当、过度给小儿喂哺高营养食品造成，进而使小儿消化能力不足，出现食欲不振。

治疗以健脾和胃、促进消化吸收为主。

常用推拿手法与穴位：①运内八卦、②揉板门、③清大肠、④补脾经、⑤摩中脘、⑥摩腹、⑦揉脾俞、⑧揉胃俞。

◇ 操作方法 ◇

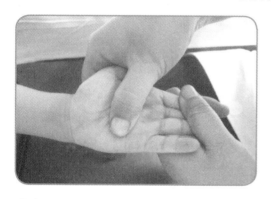

①右手拇指指腹着力，按顺时针方向运内八卦500次。

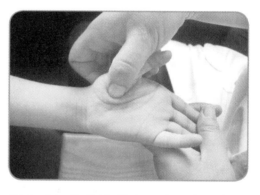

②右手拇指指腹着力于小儿左手板门穴，按揉400次。

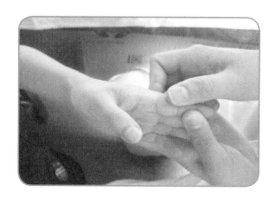

③右手拇指桡侧偏峰着力，做清大肠经300次。

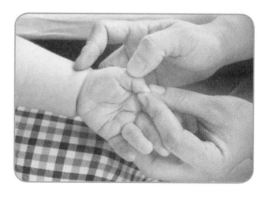

④右手拇指桡侧偏峰着力，推补脾经500次。

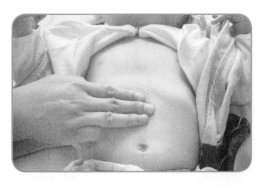

⑤右手掌面紧贴小儿上腹中脘穴，做摩法200次。

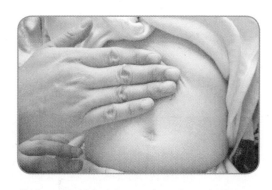

⑥右手掌掌心向下，贴于小儿腹壁上，按顺时针方向摩腹100～300次，至腹部温热柔软。

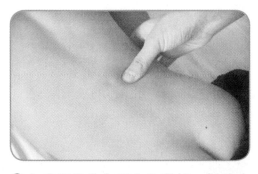

⑦右手拇指着力于小儿背部一侧脾俞穴，按揉1～3分钟，至有酸胀感。完毕后以同样方法按揉另一侧脾俞穴。

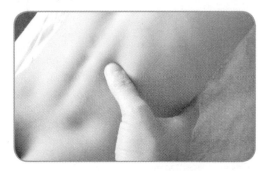

⑧右手拇指着力于小儿背部一侧胃俞穴，按揉1～3分钟，至有酸胀感。完毕后以同样方法按揉另一侧胃俞穴。

一、如在病后出现，且病程较短，患儿出现口唇干燥，大便干结，可加①清天河水、②退六腑、③推下七节骨。

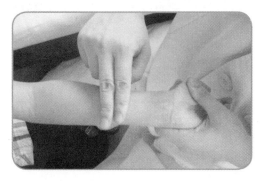

①右手食、中指并拢，着力于小儿前臂正中的天河水穴，自腕横纹推向肘横纹500次。

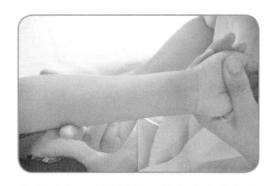

②右手食、中指并拢，着力于小儿六腑穴，自肘向下直推至腕部300次。

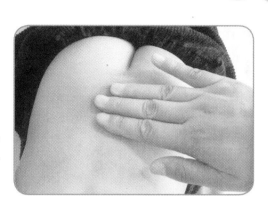

③右手食、中、无名指并拢着力于小儿腰骶部七节骨，自上而下直推2～3分钟，至局部皮肤发红。

二、如果伴有腹胀、恶心、呕吐、夜间睡眠不安、大便臭秽，可加①清胃经、②清天河水、③退六腑、④搓揉胁肋及腹部。

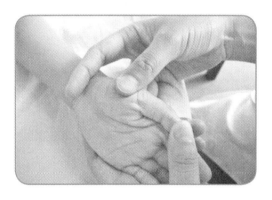

①右手拇指桡侧偏峰着力，做清胃经500次。

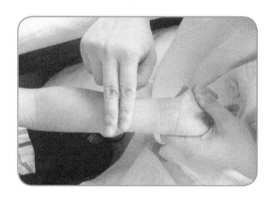

②右手食、中指并拢，着力于小儿前臂正中的天河水穴，自腕横纹直推向肘横纹300次。

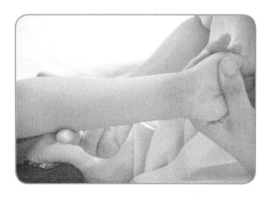

③右手食、中指并拢，着力于小儿六腑穴，自肘向下直推至腕部300次。

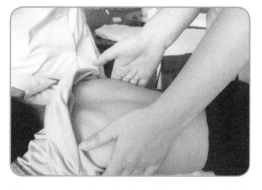

④双手置于小儿胸胁两侧，相对用力自上而下搓摩至下腹部两侧，反复操作3～5遍，直至腹软。

三、如果形体消瘦、毛发干黄、口唇颜色较淡或口唇颜色深红，可加①揉足三里、②捏脊、③揉外劳宫（口唇颜色较淡者）、④揉二马（口唇颜色较深者）。

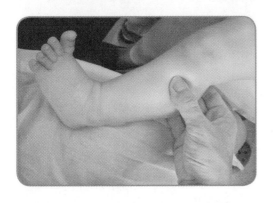

①右手拇指着力于小儿一侧足三里穴，按揉1~3分钟，至有酸胀感。完毕后以同样方法按揉另一侧。

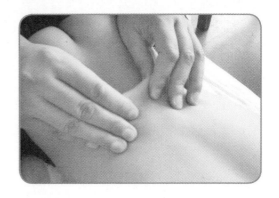

②双手拇指与其他四指相对将小儿背部皮肤提起，自下而上捏脊5遍，后2遍每捏3次向上提1下。

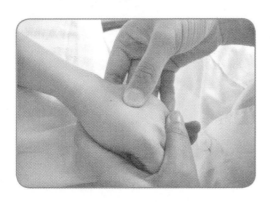

③右手拇指着力于小儿手背外劳宫穴，按揉500次。

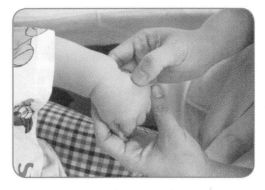

④右手拇指着力于小儿手背四、五掌骨小头间的二马穴，按揉500次。

便秘

　　便秘是指小儿大便干燥、排出困难，或排便间隔时间过长，经常超过48小时。本病的发生与饮食过于精细、缺少必要的粗纤维食品有关，也与阴亏血燥的体质有关。

　　治疗以通导大便为主。

　　常用推拿手法与穴位：①清胃经、②清大肠、③清天河水、④退六腑、⑤揉膊阳池、⑥摩腹、⑦推下七节骨。

◇ 操作方法 ◇

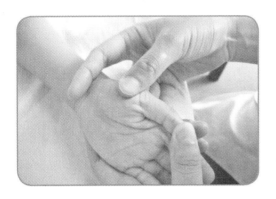

①右手拇指桡侧偏峰着力，做清胃经500次。

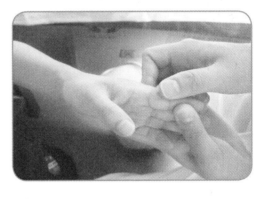

②右手拇指桡侧偏峰着力，做清大肠经500次。

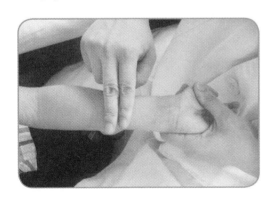

③右手食、中指并拢，着力于小儿天河水穴，自腕横纹直推向肘横纹300次。

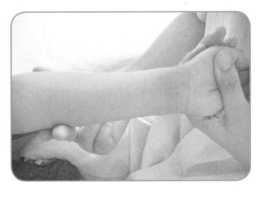

④右手食、中指并拢，着力于小儿六腑穴，自肘向下直推至腕部300次。

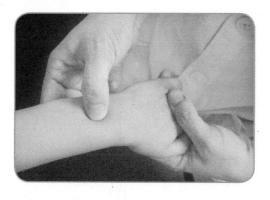

⑤右手拇指着力于小儿手臂膊阳池穴，按揉500次。

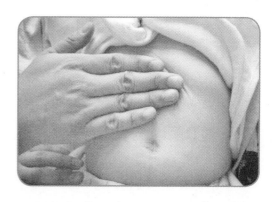

⑥右手掌掌心向下，贴于小儿腹壁上，按顺时针方向摩腹100～300次，至腹部柔软。

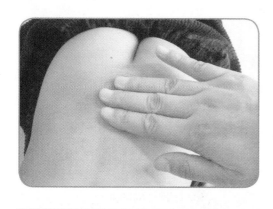

⑦右手食、中指并拢着力于小儿腰骶部七节骨，自上而下直推2～3分钟，至局部皮肤发红。

一、如果大便干结，数日不排，而饮食不受影响，可加①运八卦、②补脾经、③补肾经、④揉二马、⑤揉大肠俞。

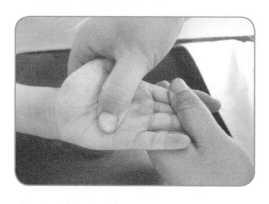

①右手拇指指腹着力，按顺时针方向运内八卦500次。

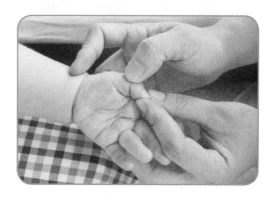

②右手拇指桡侧偏峰着力，做补脾经300次。

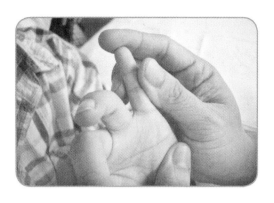

③右手拇指指腹着力，做补肾经300次。

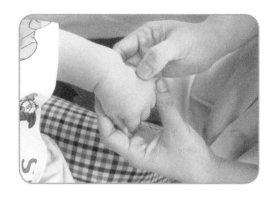

④右手拇指着力于小儿二马穴，按揉500次。

⑤右手食、中两指分别着力于小儿背部两侧大肠俞穴，按揉1～3分钟，至有胀感。

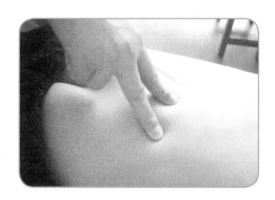

二、如果大便稍干燥，饮食量少而数天不排便，可加①补脾经、②摩中脘、③分腹阴阳、④推脐、⑤揉脾俞、⑥揉胃俞、⑦揉足三里。

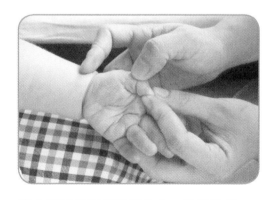

①右手拇指桡侧偏峰着力，做补脾经500次。

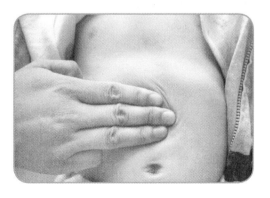

②右手食、中、无名指并拢，掌面紧贴小儿上腹中脘穴进行摩法200次。

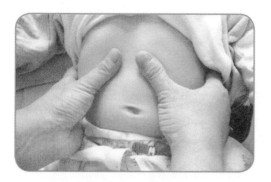

③双手拇指指腹着力，顺腹部前正中线自剑突分推至脐部，反复操作3～5遍。

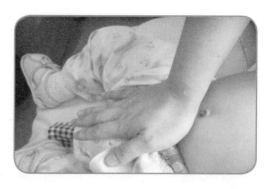

④右手掌心向下，掌根着力，沿前正中线自剑突经脐推至耻骨联合。反复3～5次。

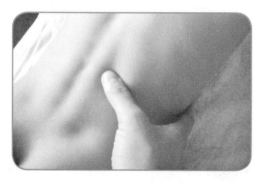

⑤右手拇指着力于小儿背部一侧脾俞穴，按揉1～3分钟，至有酸胀感。完毕后以同样方法按揉另一侧。

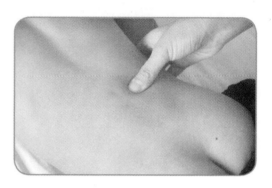

⑥右手拇指着力于小儿背部一侧脾俞穴，按揉1～3分钟，至有酸胀感。完毕后以同样方法按揉另一侧。

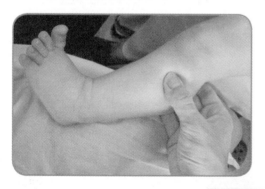

⑦右手拇指着力于一侧足三里穴，按揉1～3分钟，至有酸胀感。完毕后以同样方式按揉另一侧足三里穴。

专家提示

在推拿治疗便秘的同时，应配合生活调理，增加蔬菜和水果的摄取，养成定时排便的习惯。

积 滞

　　积滞是指小儿胃肠积食停聚、不能消化，常伴有腹胀或疼痛、食欲不振、大便不调等表现。本病多是由于小儿食入过量生冷、油腻食物造成的。

　　治疗应消食导滞。

　　常用推拿手法与穴位：①运八卦、②清胃经、③清大肠、④摩中脘、⑤分腹阴阳、⑥推脐、⑦搓揉两胁及腹部、⑧摩腹。

◇ 操作方法 ◇

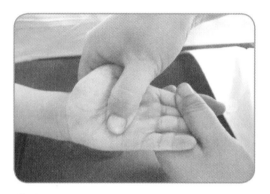

①右手拇指指腹着力，按顺时针方向运内八卦500次。

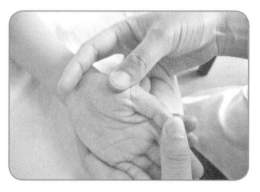

②右手拇指桡侧偏峰着力，做清胃经300次。

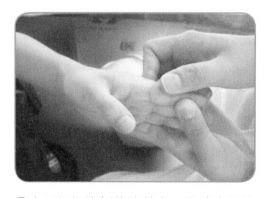

③右手拇指桡侧偏峰着力，做清大肠经300次。

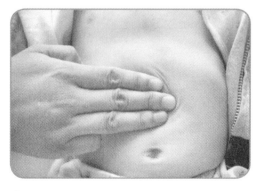

④右手食、中、无名指并拢，掌面紧贴小儿上腹中脘穴进行摩法200次。

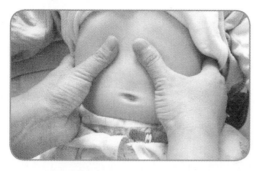

⑤双手拇指指腹着力，沿腹部前正中线自剑突分推至脐部，反复操作3~5遍。

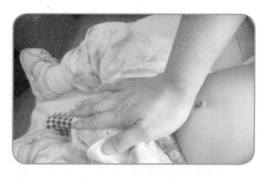

⑥右手掌心向下，掌根着力，沿前正中线自剑突经脐推至耻骨联合。反复3~5次。

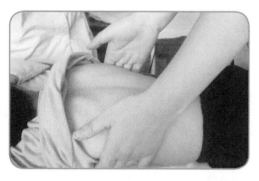

⑦双手置于小儿胸胁两侧，相对用力自上而下搓揉至下腹部两侧，反复操作3~5遍。

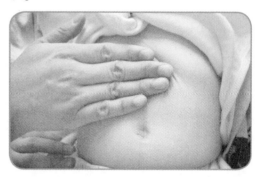

⑧右手掌心向下，贴于小儿腹壁上，按顺时针方向摩腹100~300次，至腹部柔软。

一、如伴有腹胀满且口气呈酸腐臭味，可加①揉胃俞、②揉脾俞。

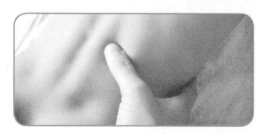

①右手拇指着力于小儿背部一侧胃俞穴，按揉1~3分钟，至有酸胀感。完毕后以同样方法按揉另一侧。

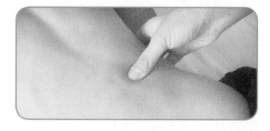

②右手拇指着力于小儿背部一侧脾俞穴，按揉1~3分钟，至有酸胀感。完毕以后同样方法按揉另一侧。

二、如伴有腹微胀，大便稀薄、味不臭且夹有未消化食物残渣，可加①补脾经、②揉外劳宫、③揉脾俞、④揉胃俞、⑤捏脊。

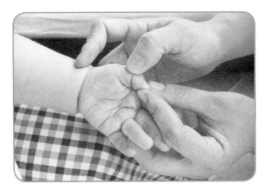

①右手拇指桡侧偏峰着力，做补脾经500次。

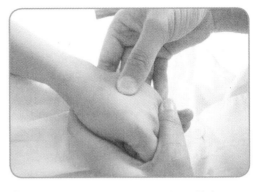

②右手拇指着力于小儿手背外劳宫穴，按揉500次。

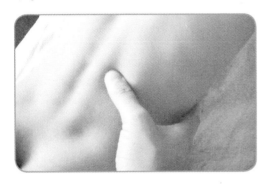

③右手拇指着力于小儿背部一侧胃俞穴，按揉1~3分钟，至有酸胀感。完毕后以同样方法按揉另一侧。

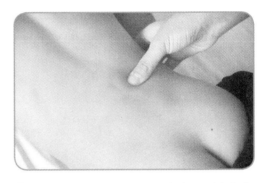

④右手拇指着力于小儿背部一侧脾俞穴，按揉1~3分钟，至有酸胀感。完毕后以同样方法按揉另一侧。

⑤双手拇指与其他四指相对将小儿背部皮肤提起，自下而上捏脊5遍，后2遍每捏3次向上提1下。

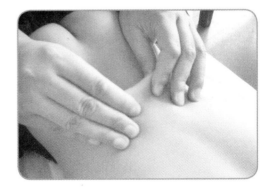

专家提示

胃肠内长期反复积滞，可导致免疫力下降，从而引发其他疾病。因此应加以重视，合理搭配营养，饮食定时定量。

疳 证

　　疳证是指小儿因长期营养摄取不足而出现身体消瘦、毛发焦枯，甚至肚大腹满、青筋暴露、串珠肋、精神差、易烦躁、多汗等症状。本病可因各种疾病引起消化机能下降、身体缺乏营养造成。

　　治疗应健脾和胃，养血益气。

　　常用推拿手法与穴位：①运八卦、②揉板门、③补脾经、④掐揉四横纹、⑤摩腹、⑥揉足三里、⑦捏脊。

◇ 操作方法 ◇

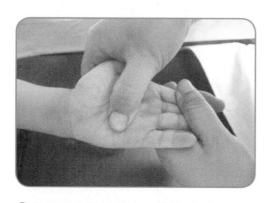

①右手拇指指腹着力，按顺时针方向运内八卦500次。

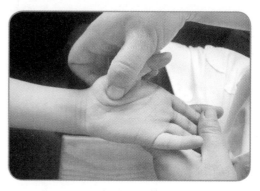

②右手拇指指腹着力，揉板门300次。

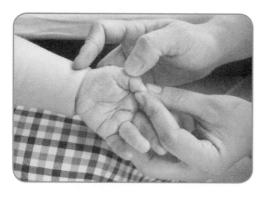

③右手拇指桡侧偏峰着力，做补脾经500次。

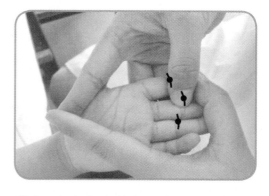

④右手拇指指尖着力，在小儿四横纹上做掐法，掐后即揉，反复3～5遍。

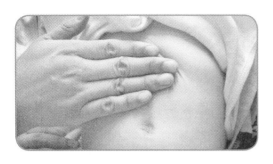

⑤右手掌掌心向下，贴于小儿腹壁上，顺时针摩腹100～300次，至腹部柔软。

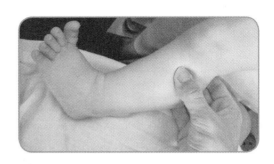

⑥右手拇指着力于小儿一侧足三里穴，按揉1～3分钟，至有酸胀感。完毕后以同样方法按揉另一侧。

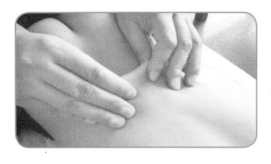

⑦双手拇指与其他四指相对将小儿背部皮肤提起，自下而上捏脊5遍，后2遍注意每捏3次向上提1下。

一、若由长期积滞引发，可加①清胃经、②清大肠、③摩中脘、④分腹阴阳。

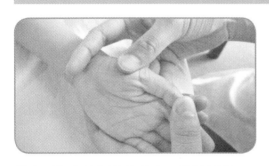

①右手拇指桡侧偏峰着力，做清胃经400次。

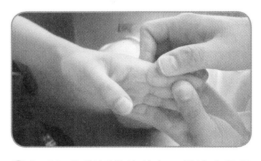

②右手拇指桡侧偏峰着力，做清大肠经400次。

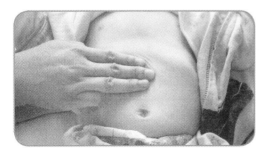

③右手食、中、无名指并拢，手指掌面紧贴小儿上腹中脘穴进行摩法200次。

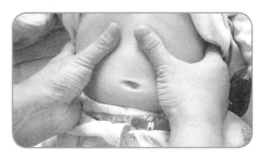

④双手拇指指腹着力，沿腹部前正中线自剑突分推至脐部，反复操作3～5遍。

二、若由病后体质虚弱造成，可加①补脾经、②补肾经、③揉二马、④揉脾俞、⑤揉胃俞。

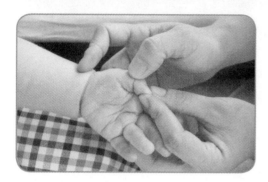

①右手拇指桡侧偏峰着力，做补脾经500次。

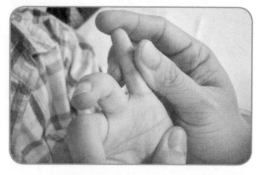

②右手拇指指腹着力，做补肾经500次。

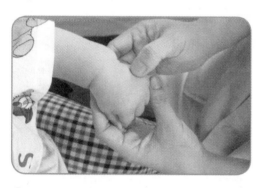

③右手拇指指腹着力于小儿手背二马穴，按揉500次。

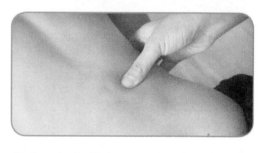

④右手拇指着力于小儿背部一侧脾俞穴，按揉1～3分钟，至有酸胀感。完毕后以同样方法按揉另一侧。

⑤右手拇指着力于小儿背部一侧胃俞穴，按揉1～3分钟，至有酸胀感。完毕后以同样方法按揉另一侧。

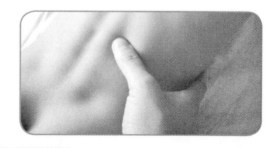

专家提示

民间有针刺"四缝"的方法，操作方法是用酒精棉球消毒小儿食、中、无名、小指掌面的"四缝"穴，再用无菌针头点刺关节的正中，挤出少量黄白色液体。每隔三天治疗一次，至痊愈。

肠梗阻

　　肠梗阻是指由于蛔虫扭结成团堵塞肠道，或因手术后肠粘连，肠道内粪块不能通行等原因造成的肠道不通畅。临床表现为腹部疼痛，并在腹部触摸到肿块，严重的可出现呕吐、大便不通。

　　治疗以散结通关为主。

　　常用推拿手法与穴位：①摩腹、②揉脐、③抖脐、④推脐、⑤揉天枢、⑥拿肚角、⑦搓揉腹部、⑧推下七节骨。

◇ **操作方法** ◇

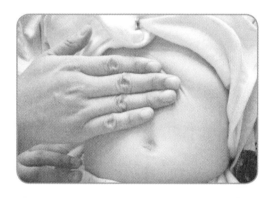

①右手掌掌心向下，贴于小儿腹壁上，顺时针摩腹100～300次，至腹部温热柔软。

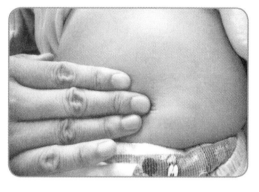

②右手食、中、无名指并拢，着力于小儿脐部，做按揉法100次。

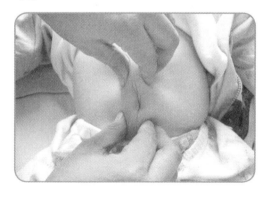

③双手拇指与其他四指相对将小儿脐部皮肤提起，做上下及前后抖动20次。

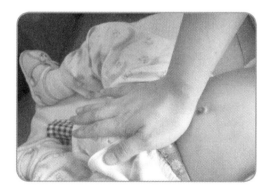

④右手掌心向下，掌根着力，沿前正中线自剑突经脐推至耻骨联合。反复3～5遍。

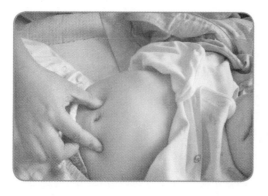

⑤右手拇、食指着力于小儿两侧天枢穴，揉300次。

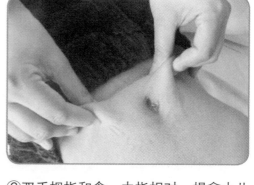

⑥双手拇指和食、中指相对，提拿小儿腹部两侧肚角5～10次。

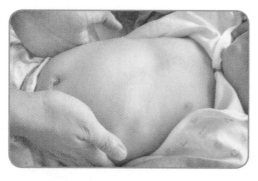

⑦双手置于小儿腹部两侧，相对用力反复搓揉3～5遍。

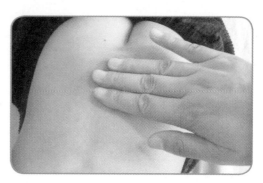

⑧右手食、中、无名指并拢着力于小儿腰骶部七节骨，自上而下直推2～3分钟，至局部皮肤发红。

一、蛔虫型肠梗阻可触摸到粗绳团样肿块，形状不固定，大便中有蛔虫排出，可加①揉一窝风、②揉脾俞、③揉胃俞、④揉大肠俞。

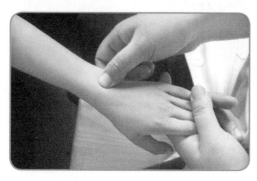

①右手拇指指腹着力于一窝风穴，按揉200次。

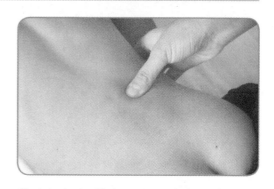

②右手拇指着力于小儿背部一侧脾俞穴，按揉1～3分钟，至有酸胀感。完毕后以同样方法按揉另一侧。

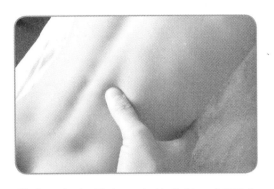 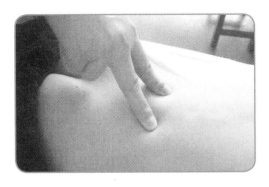

③右手拇指着力于小儿背部一侧胃俞穴，按揉1~3分钟，至有酸胀感。完毕后以同样方法按揉另一侧。

④右手食、中指着力于小儿背部两侧大肠俞穴，按揉1~3分钟，至有酸胀感。

二、手术后肠梗阻多为不完全性梗阻，常伴有腹胀、嗳气，左下腹可触摸到粪块，可加①清大肠、②退六腑、③推下七节骨。

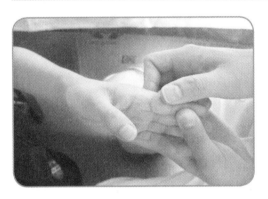 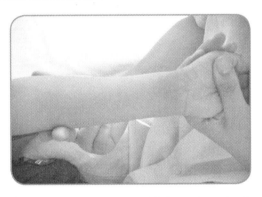

①右手拇指桡侧偏峰着力于大肠经，做清法500次。

②右手食、中指并拢着力于小儿六腑穴，自肘向下直推至腕部300次。

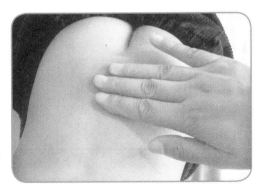

③右手食、中、无名指并拢着力于小儿腰骶部七节骨，自上而下直推2~3分钟，至局部皮肤发红。

脱 肛

脱肛是指由于大便干结，排便过度用力，或长期腹泻、肛门松弛，导致肛管、直肠脱出肛外。本病好发于 3 岁以下小儿。

治疗以调理肠道、固脱举陷为主。

小儿肛管脱出时，应用干净的纱布蘸少许石蜡油将脱出的肠管托回，再轻轻按揉肛门周围，直到肛门完全闭紧。然后将小儿双腿并拢，防止肛管再次脱出。

对患有习惯性脱肛的小儿，还需要采用以下手法：①运内八卦、②清补大肠、③清补脾经、④摩腹、⑤摩气海、⑥揉丹田、⑦推上七节骨、⑧捏脊、⑨揉龟尾。

◇ **操作方法** ◇

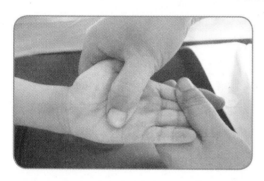

①右手拇指指腹着力，按顺时针方向运内八卦500次。

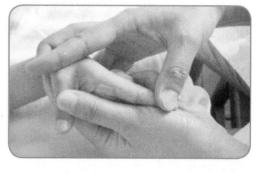

②右手拇指侧峰着力于小儿左手食指桡侧的大肠经，在指根与指尖之间来回做推法，共400次。

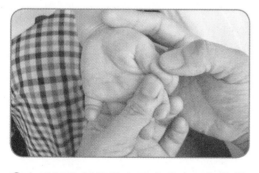

③右手拇指侧峰着力于小儿左手拇指桡侧的脾经，在指根与指尖之间来回作推法，共300次。

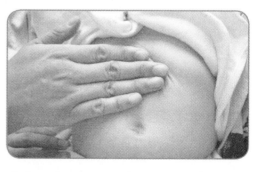

④右手掌心向下，贴于小儿腹壁上，按顺时针方向摩腹100次。

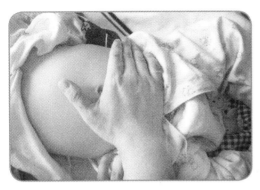

⑤右手掌心向下，贴于小儿气海穴上，按顺时针方向做摩法100次。

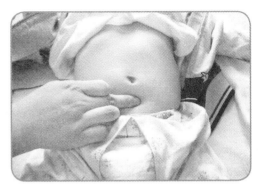

⑥右手中指着力于小儿丹田穴，做揉法200次。

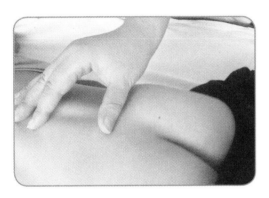

⑦右手拇指偏峰着力于小儿七节骨穴，自下而上推之，共100次。

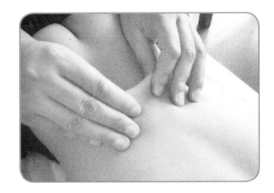

⑧双手拇指与其他四指相对将小儿背部皮肤提起，自下而上捏脊5遍，后2遍注意每捏3下向上提1下。

⑨右手中指着力于小儿龟尾穴，做顺时针揉法100次。

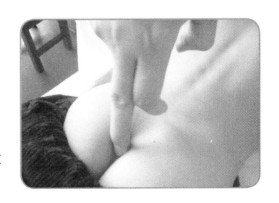

一、如果脱肛是由经常性大便干燥引起的，还需要加①退六腑、②清大肠、③揉天枢、④揉大肠俞。

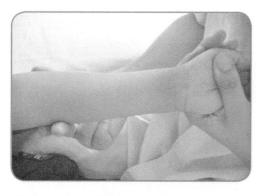

①右手食、中指并拢着力于小儿六腑穴，自肘向下直推至腕部300次。

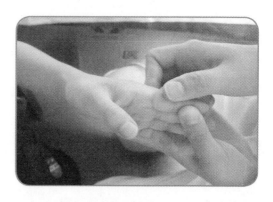

②右手拇指侧峰着力于小儿左手食指桡侧的大肠经，自指根推向指尖，共400次。

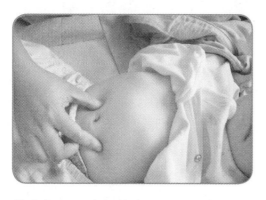

③右手拇、食指着力于小儿两侧天枢穴，按顺时针方向揉100次。

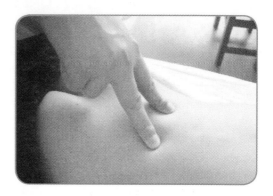

④右手食、中指分别按于小儿背部两侧大肠俞穴上，按揉2～3分钟。

　　二、如果是因久泻体弱引起的习惯性脱肛，则需要加①补脾经、②补肾经、③按揉百会、④揉脾俞、⑤揉胃俞、⑥揉足三里、⑦揉涌泉。

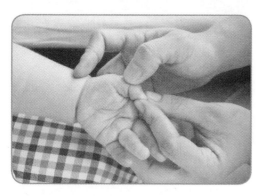

①右手拇指侧峰着力，推补脾经500次。

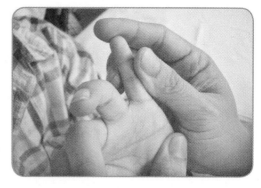

②右手拇指指腹着力，推补肾经500次。

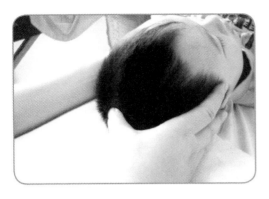

③右手拇指指腹着力于小儿头顶百会穴，按揉1分钟。

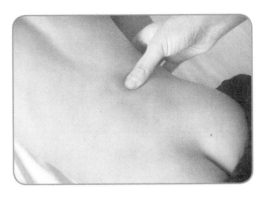

④右手拇指指腹着力于小儿背部一侧脾俞穴，按揉1～3分钟。完毕后再以相同方式揉另一侧脾俞穴。

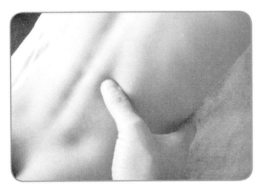

⑤右手拇指指腹着力于小儿背部一侧胃俞穴，按揉1～3分钟。完毕后再以相同方式揉另一侧胃俞穴。

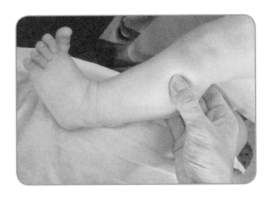

⑥右手拇指指腹着力，分别按揉小儿双侧足三里穴各300次。

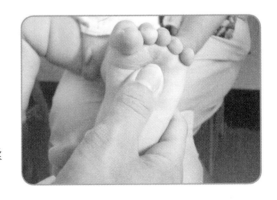

⑦右手拇指指腹着力，分别按揉小儿双侧涌泉穴各300次。

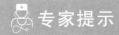

专家提示

在治疗期间应避免蹲位大便。

头面五官疾病

鹅口疮

鹅口疮是指小儿口腔黏膜上覆盖一层白色奶凝块状小片，不易擦去，用力擦去后可见下面的黏膜发红、粗糙，或微渗血。本病是由于婴幼儿体质较弱、饮食不洁、白色念珠菌感染所致。

本病分实热和虚热两种情况进行治疗。

如果口腔黏膜布满白屑，周边有红晕，伴有烦躁、哭闹、唇色深红、口渴、便干，为实热型，治疗应清润心脾。

常用推拿手法与穴位：①清心经、②清胃经、③清小肠、④清天河水、⑤退六腑、⑥清补脾经、⑦推下七节骨。

◇ 操作方法 ◇

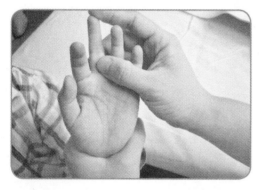

①右手拇指指腹着力于小儿左手心经，进行清法500次。

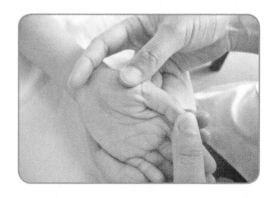

②右手拇指侧峰着力于小儿左手胃经，沿赤白肉际自腕横纹推向指根400次。

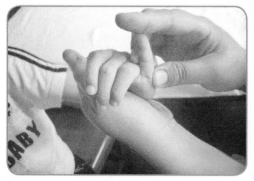

③右手拇指侧峰着力于小儿左手小指外侧的小肠经，自指根直推向指尖，共300次。

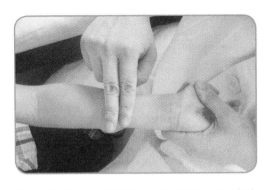

④右手食、中指并拢，着力于小儿前臂正中的天河水穴，自腕横纹直推向肘横纹300次。

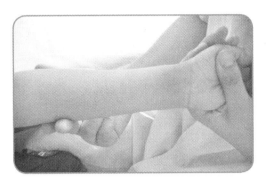

⑤右手食、中指并拢着力于小儿六腑穴，自肘向下直推至腕部300次。

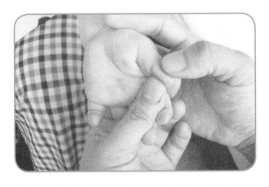

⑥右手拇指侧峰着力于小儿左手拇指桡侧的脾经，在指根与指尖之间来回进行推法，共300次。

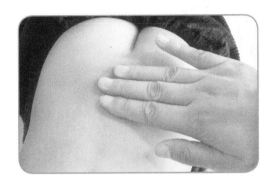

⑦右手食、中、无名指并拢着力于小儿腰骶部七节骨，自上而下直推2～3分钟，至局部皮肤发红。

　　如果口腔黏膜上白屑稀疏，周围不红，小儿整日疲倦乏力，食欲不振，口干不渴，手脚心热，舌尖红，两颧红，为虚热型，治疗应滋阴降火。

　　常用推拿手法与穴位：①清天河水、②清胃经、③补脾经、④补肾经、⑤揉二马、⑥揉足三里、⑦揉涌泉。

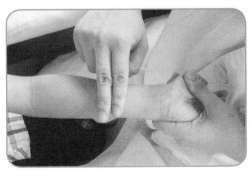

①右手食、中指并拢，着力于小儿前臂正中的天河水穴，自腕横纹直推向肘横纹500次。

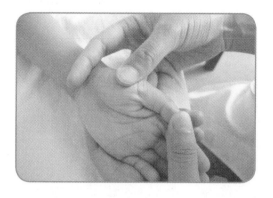

②右手拇指侧峰着力于小儿左手胃经，做清胃经400次。

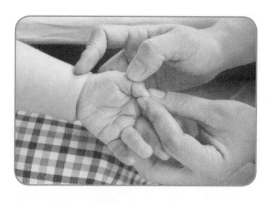

③右手拇指侧峰着力，推补脾经500次。

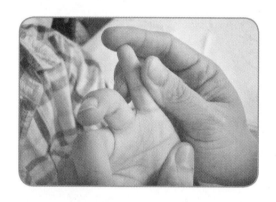

④右手拇指指腹着力于小儿左手小指掌面的肾经，自指尖直推向指根，共500次。

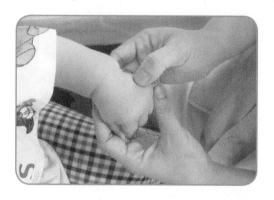

⑤右手拇指着力于小儿手背四、五掌骨小头间的二马穴，按揉500次。

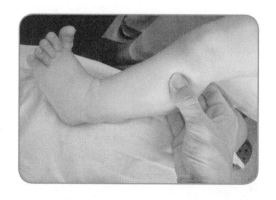

⑥右手拇指指腹着力于小儿腿部一侧足三里穴，顺时针揉100次。完毕后再以相同方式揉另一侧足三里穴。

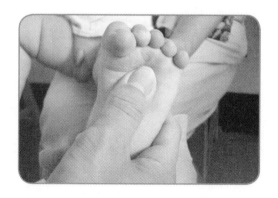

⑦右手拇指指腹着力，分别按揉小儿双侧涌泉穴各100次。

咽 炎

咽炎是指小儿咽部红肿疼痛、干咳、发热或不热，严重的可见咽部扁桃体肿大、化脓，影响吞咽和呼吸。本病可由感冒引起急性发作，也可因平素喜食煎炸烤食品及辛辣食品而反复发作。

治疗应清热泻火。

常用推拿手法与穴位：①清肺经、②平肝经、③清胃经、④清小肠、⑤清天河水。

◇ **操作方法** ◇

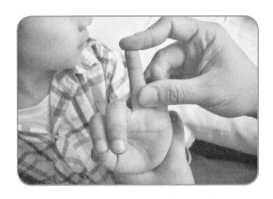

①右手拇指指腹着力于小儿左手肺经，自指根推向指尖500次。

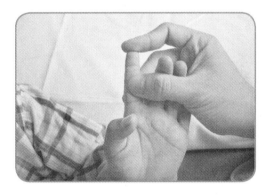

②右手拇指指腹着力于小儿左手食指掌面的肝经，自指根推向指尖500次。

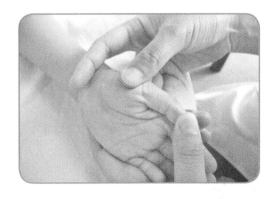

③右手拇指侧峰着力于小儿左手胃经，沿赤白肉际自腕横纹推向拇指根部400次。

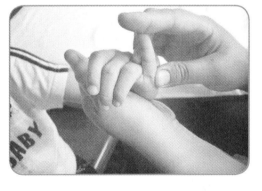

④右手拇指指腹着力于小儿左手小指外侧的小肠经，自指根推向指尖300次。

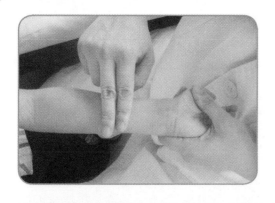

⑤右手食、中指并拢，着力于小儿天河水穴，自腕横纹直推向肘横纹300次。

一、如果是由感冒引发的，还可加①开天门、②推坎宫、③揉太阳、④揉耳后高骨、⑤揉大椎、⑥揉风门、⑦揉肺俞、⑧拿风池、⑨拿合谷、⑩拿揉曲池。

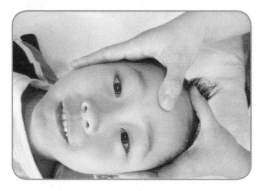

①双手拇指指腹着力，交替自印堂推至前发际以开天门，反复5～10遍。

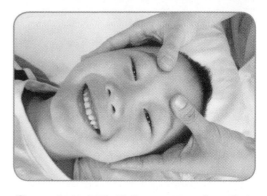

②双手拇指指腹着力，沿眉弓自印堂向外分推至眉梢以推坎宫，反复5～10遍。

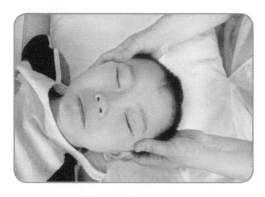

③双手拇指指腹分别着力于小儿两侧太阳穴，按揉1～2分钟，或至有酸胀感。

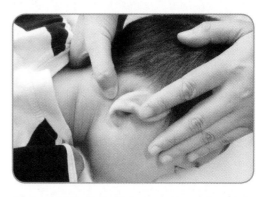

④右手拇指指腹着力于小儿一侧耳后高骨，按揉1～2分钟，完毕后再以同样的方法操作另一侧。

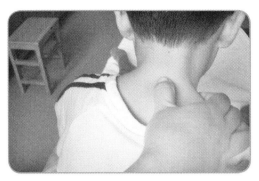

⑤右手拇指指腹着力于小儿颈部的大椎穴，按揉1~2分钟，或至有酸胀感。

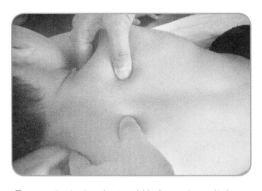

⑥双手拇指指腹分别着力于小儿背部两侧的风门穴，按揉1~2分钟，或至有酸胀感。

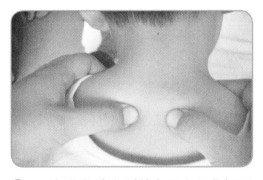

⑦双手拇指指腹分别着力于小儿背部两侧的肺俞穴，按揉1~2分钟，或至有酸胀感。

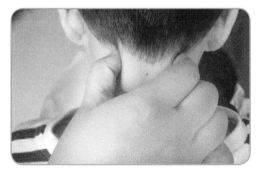

⑧右手拇、食两指分别置于小儿两侧风池穴，向上向内相对用力做提拿法5~10次。

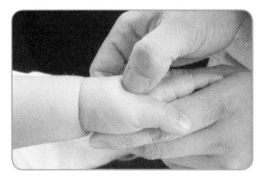

⑨右手拇指指尖着力于小儿虎口部的合谷穴，其余四指托住小儿手掌，拇指向四指侧用力做拿法5~10次。

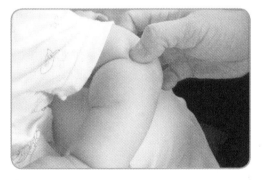

⑩右手拇指指腹着力于小儿肘部的曲池穴，其余四指托住小儿肘部，拇指向四指侧进行拿揉法5~10次。

　　二、如果咽炎反复发作，平素手脚心热、大便干、小便黄者，可加①补脾经、②补肾经、③揉二马、④退六腑、⑤揉足三里、⑥揉涌泉。

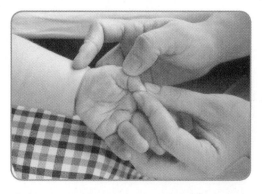

①右手拇指侧峰着力于小儿左手拇指桡侧的脾经，自指尖推向指根以补脾经500次。

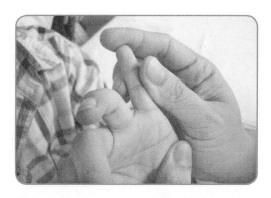

②右手拇指指腹着力，推补肾经500次。

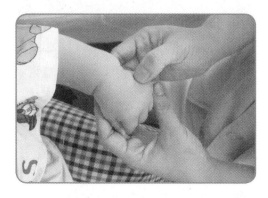

③右手拇指着力于小儿手背第四、五掌骨小头间的二马穴，按揉500次。

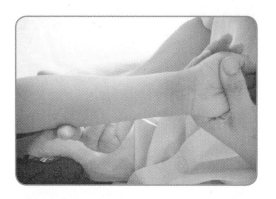

④左手固定住小儿左手，右手食、中指并拢着力于小儿六腑穴，自肘向下直推至腕部300次。

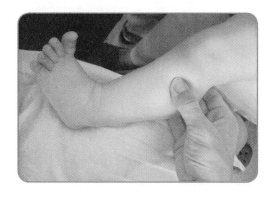

⑤右手拇指指腹着力于小儿腿部一侧足三里穴，按顺时针方向揉1分钟。完毕后再以相同方式揉另一侧足三里穴。

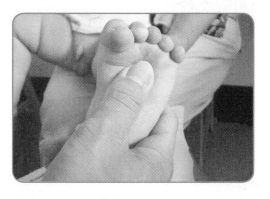

⑥右手拇指指腹着力，分别按揉小儿双侧涌泉穴各1分钟。

口腔溃疡

　　口腔溃疡是指口腔内、舌面、唇、颊及牙龈上出现黄白色、如豆粒大的表浅小溃点，疼痛，吃东西时疼痛尤其剧烈。本病多发生在高热之后，也可因平素饮食营养不均衡而造成慢性溃疡。

　　治疗以清热泻火、消肿止痛为主。

　　常用推拿手法与穴位：①清胃经、②清天河水、③清小肠、④退六腑、⑤清肺经。

◇ **操作方法** ◇

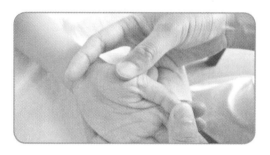

①右手拇指侧峰着力于小儿左手胃经，沿赤白肉际自腕横纹推向指根400次。

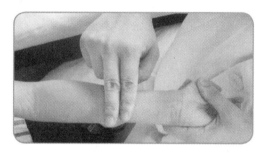

②右手食、中指并拢，着力于小儿前臂正中的天河水穴，自腕横纹推向肘横纹300次。

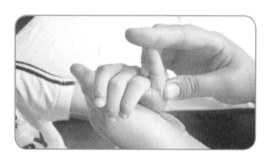

③右手拇指指腹着力于小儿左手小指外侧的小肠经，自指根推向指尖300次。

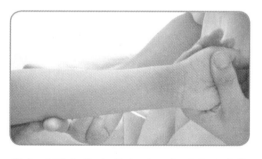

④左手固定住小儿左手，右手食、中指并拢着力于小儿六腑穴，自肘向下直推至腕部300次。

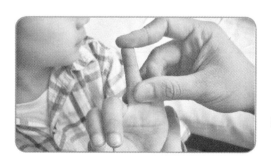

⑤右手拇指指腹着力于小儿左手肺经，自指根推向指尖300次。

一、若在高热或过食辛辣烘烤食品之后出现时，溃疡周围可见黏膜鲜红、微肿，溃点数目多而溃烂面积大，伴有口渴、口臭、小便黄等症状，可配合①平肝经、②清大肠、③提拿大椎、④推脊、⑤推下七节骨。

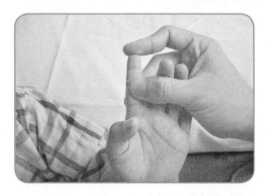

①右手拇指指腹着力于小儿左手食指掌面的肝经，自指根推向指尖500次。

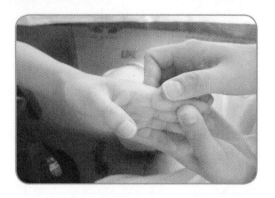

②右手拇指侧峰着力于小儿左手食指桡侧的大肠经，自指根推向指尖300次。

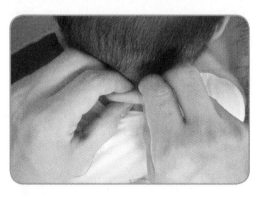

③双手拇、食指两两相对置于大椎穴，四指同时用力向上进行提拿法，反复操作5~10遍。

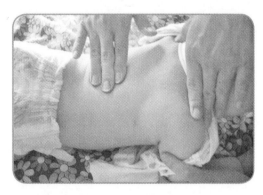

④右手食、中、无名指并拢，自上而下直推小儿脊柱骨，至局部发红。

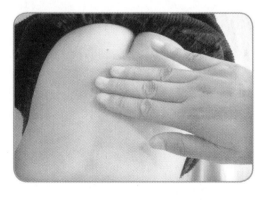

⑤右手食、中、无名指并拢，着力于小儿腰骶部七节骨穴，自上而下直推2~3分钟，至局部皮肤发红。

二、若溃疡处颜色淡红，溃点少而疼痛轻，但反复发作，可加推①补脾经、②补肾经、③揉二马、④揉涌泉。

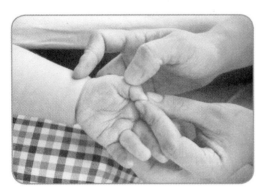

①右手拇指侧峰着力于小儿左手脾经，推补脾经500次。

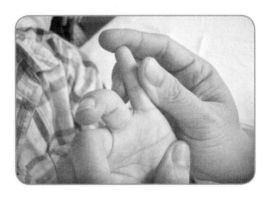

②右手拇指指腹着力于小儿左手肾经，推补肾经500次。

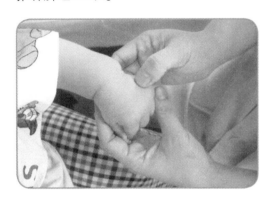

③右手拇指着力于小儿手背第四、五掌骨小头间的二马穴，按揉500次。

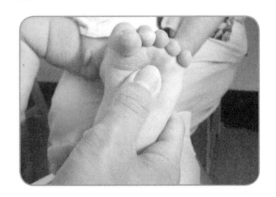

④右手拇指指腹着力，分别按揉小儿双侧涌泉穴各300次。

专家提示

治疗口腔溃疡还可在溃疡处配合应用外用药，常用药物有西瓜霜喷剂、锡类散、冰硼散等。

龋齿牙痛

　　龋齿牙痛是指由于小儿不注意口腔卫生，又过食甜食，致使牙齿表面被酸性物质腐蚀，出现黑褐色的龋洞，暴露牙神经，造成疼痛，时发时止，遇冷热酸甜刺激时疼痛更重。腐蚀严重者牙齿上部断掉，仅遗留残根。

　　治疗应泻火止痛。

　　常用推拿手法与穴位：①清胃经、②清小肠、③清天河水、④退六腑、⑤揉合谷、⑥揉牙痛点（位于掌面第三、四掌骨距掌横纹一寸处）、⑦揉太阳、⑧揉内庭、⑨揉行间、⑩揉太冲、⑪揉太溪。

◇ 操作方法 ◇

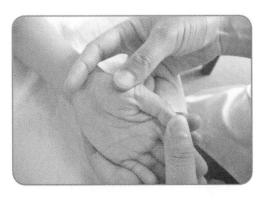

①右手拇指侧峰着力于小儿左手胃经，沿赤白肉际自腕横纹推向指根400次。

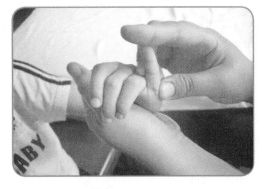

②右手拇指指腹着力于小儿左手小指外侧的小肠经，自指根推向指尖300次。

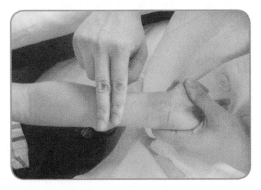

③右手食、中指并拢，着力于小儿前臂正中的天河水穴，自腕横纹直推向肘横纹300次。

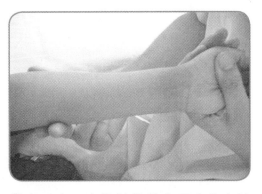

④右手食、中指并拢着力于小儿六腑穴，自肘向下直推至腕部300次。

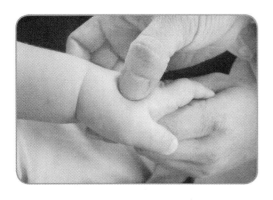

⑤右手拇指指腹着力于小儿虎口部的合谷穴，其余四指托住小儿手掌，拇指向四指侧作按揉法300次。

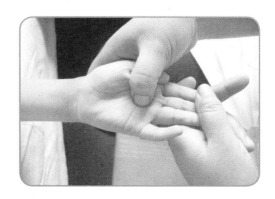

⑥右手拇指指腹着力于小儿左手牙痛点，按揉400次。

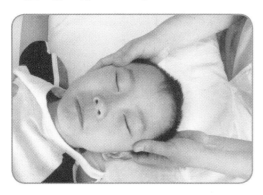

⑦双手拇指指腹着力于小儿两侧太阳穴，按揉1~2分钟，或至有酸胀感。

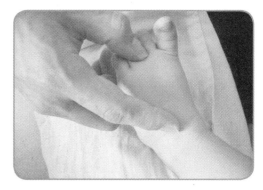

⑧右手拇指指腹着力于小儿内庭穴，按揉100次，或至有酸胀感。

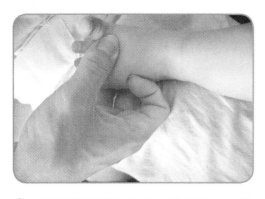

⑨右手拇指指腹着力于小儿行间穴，按揉1分钟，或至有酸胀感。

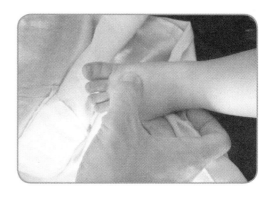

⑩右手拇指指腹着力于小儿太冲穴，按揉1分钟，或至有酸胀感。

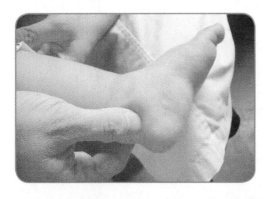

⑪右手拇指指腹着力于小儿太溪穴，按揉300次，或至有酸胀感。

一、前三齿上牙痛，可加①揉人中、②揉迎香。

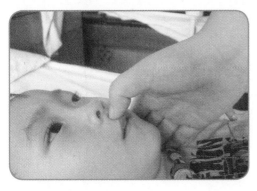

①右手拇指指腹着力于小儿上唇的人中穴，按揉1~2分钟。

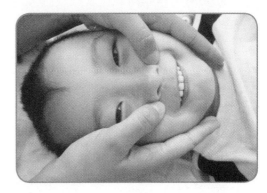

②双手拇指指腹分别着力于小儿鼻翼两侧的迎香穴，按揉1~2分钟。

二、前三齿下牙痛，可加揉承浆。

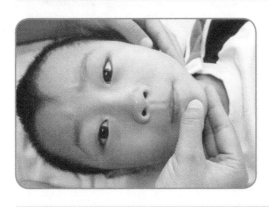

右手拇指指腹着力于小儿的承浆穴，按揉1分钟。

三、后五齿上牙痛，可加①揉下关、②揉颧突凹陷处。

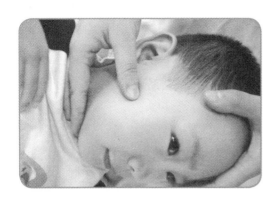

①右手拇指指腹着力于小儿的下关穴，按揉1分钟。

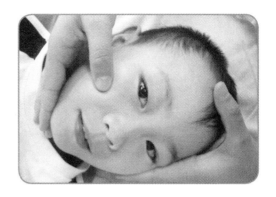

②右手拇指指腹着力于小儿的颧突凹陷处，按揉1分钟。

四、后五齿下牙痛，可加①揉地仓、②揉大迎、③揉颊车、④揉下颌角与耳垂连线的中点。

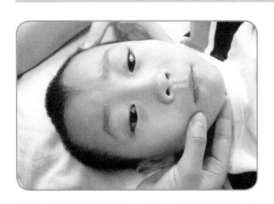

①右手拇指指腹着力于小儿嘴角的地仓穴，按揉1分钟。

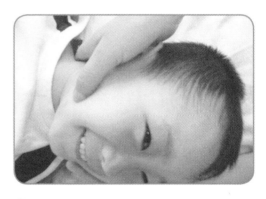

②右手拇指指腹着力于小儿下颌部的大迎穴，按揉1分钟。

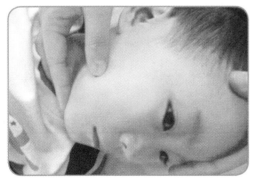

③右手拇指指腹着力于小儿下颌部的颊车穴，按揉1分钟。

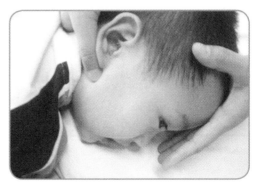

④右手拇指指腹着力于小儿下颌角与耳垂连线的中点，按揉1分钟。

鼻　炎

鼻炎是指感冒后期或平时鼻子经常流黏浊涕，鼻内有干痂，鼻塞不通，张口呼吸，有时会伴有头痛、发热。本病多按病情分成急、慢性鼻炎和过敏性鼻炎三类。

治疗应宣通鼻窍。

常用推拿手法与穴位：①开天门、②推坎宫、③揉太阳、④揉耳后高骨、⑤揉上星、⑥揉印堂、⑦揉鼻通、⑧揉迎香、⑨拿风池。

◇ **操作方法** ◇

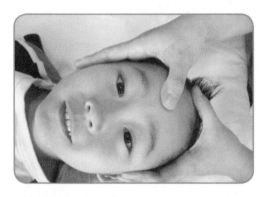

①双手拇指指腹着力，交替做开天门，反复5~10遍。

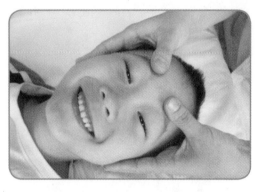

②双手拇指指腹着力，沿眉弓自内向外分推至眉梢以推坎宫，反复5~10遍。

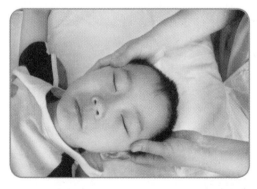

③双手拇指指腹着力于小儿两侧太阳穴，按揉1~2分钟，或至有酸胀感。

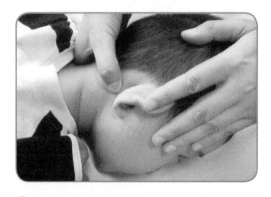

④右手拇指指腹着力于小儿一侧耳后高骨，按揉1~2分钟，完毕后再以同样的方法操作另一侧。

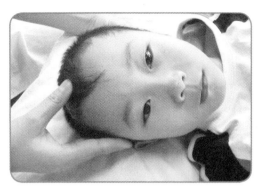

⑤右手拇指指腹着力于小儿前发际正中的上星穴，按揉1分钟。

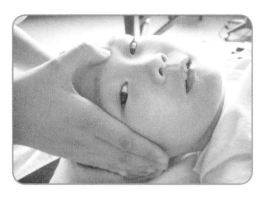

⑥右手拇指指腹着力于小儿的印堂穴，按揉1~2分钟。

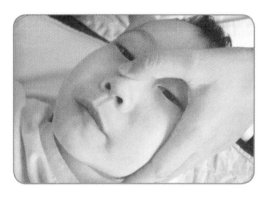

⑦左手拇指指腹着力于小儿右侧鼻通穴，按揉1分钟，完毕后再以右手以同样方式按揉左侧鼻通穴。

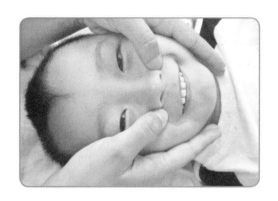

⑧双手拇指指腹分别着力于小儿鼻翼两侧的迎香穴，按揉1~2分钟，或至鼻呼吸通畅。

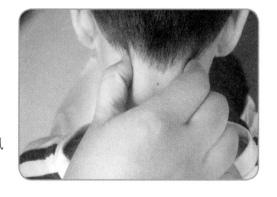

⑨右手拇、食两指分别置于小儿两侧风池穴，相对用力做提拿法5~10次。

一、由感冒引发的鼻塞，流浊涕或黄脓涕，可加①清肺经、②清胃经、③清天河水、④退六腑、⑤拿肩井、⑥揉大椎、⑦揉肺俞。

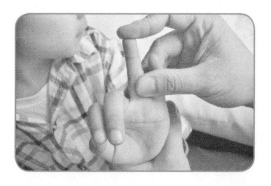

①右手拇指指腹着力于小儿左手肺经，自指根推向指尖500次。

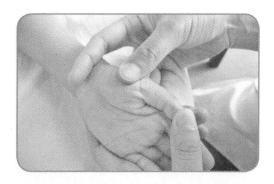

②右手拇指侧峰着力于小儿左手胃经，沿赤白肉际自腕横纹推向指根400次。

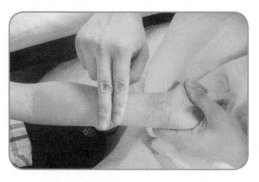

③右手食、中指并拢，着力于小儿前臂正中的天河水穴，自腕横纹推向肘横纹300次。

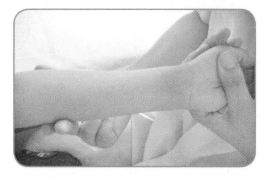

④右手食、中指并拢，着力于小儿六腑穴，自肘向下直推至腕部300次。

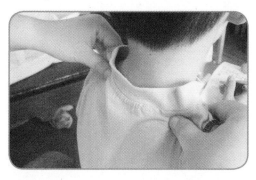

⑤双手拇指与其他四指相对用力，在小儿两侧肩井穴进行拿法，反复3～5遍。

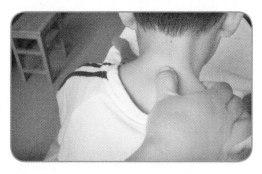

⑥右手拇指指腹着力于小儿颈后部的大椎穴，按揉1～2分钟，或至有酸胀感。

⑦双手拇指指腹分别着力于小儿背部两侧的肺俞穴，按揉1分钟，或至有酸胀感。

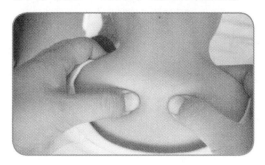

二、病程较长，鼻流黏涕或脓性涕，鼻内结痂，鼻塞或轻或重，伴有精神不振、神疲乏力等症状，可加①清肺经、②清胃经、③补脾经、④揉外劳宫、⑤拿肩井、⑥揉肺俞、⑦揉脾俞、⑧揉足三里。

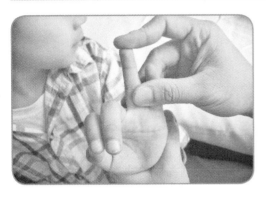

①右手拇指指腹着力于小儿左手肺经，自指根推向指尖500次。

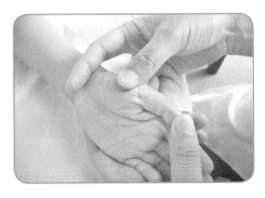

②右手拇指侧峰着力于小儿左手胃经，沿赤白肉际自腕横纹推向指根400次。

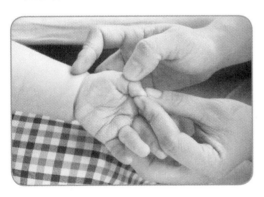

③右手拇指侧峰着力于小儿左手拇指桡侧的脾经，自指尖推向指根做补脾经500次。

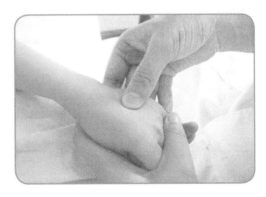

④右手拇指指腹着力于小儿手背外劳宫穴，揉500次。

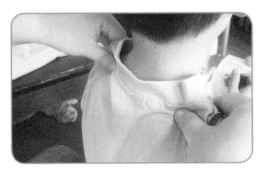

⑤双手拇指与其他四指相对用力，在小儿两侧肩井穴做拿法，反复3~5遍。

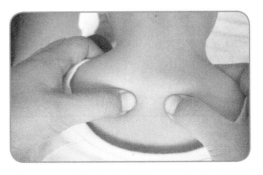

⑥双手拇指指腹分别着力于小儿背部两侧肺俞穴，按揉1分钟，或至有酸胀感。

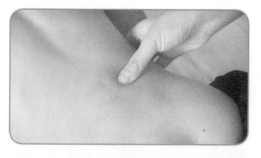

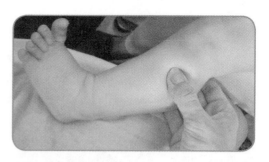

⑦右手拇指指腹着力于小儿背部右侧脾俞穴，按顺时针方向揉100次。完毕后再以相同方式揉左侧脾俞穴。

⑧右手拇指指腹着力，分别按揉小儿双侧足三里穴各300次。

三、过敏性鼻炎是由于季节交替，气候突变，或感受刺激性气味以及花粉、烟尘等刺激物引发，出现鼻痒、喷嚏、流清涕、鼻塞不通等症状，可加①运内八卦、②清肺经、③补脾经、④补肾经、⑤揉二马、⑥推三关、⑦拿肩井、⑧揉肺俞、⑨揉风门、⑩揉脾俞。

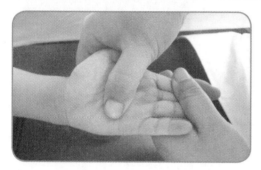

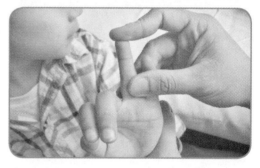

①左手固定住小儿左手，并以拇指指腹盖住小儿中指下离卦，右手拇指指腹着力，按顺时针方向运内八卦500次。

②右手拇指指腹着力于小儿左手肺经，自指根推向指尖500次。

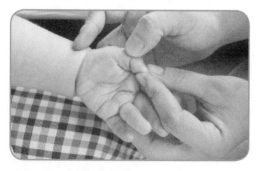

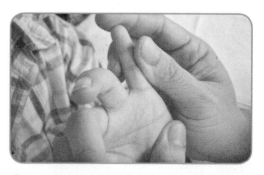

③右手拇指侧峰着力于小儿左手拇指桡侧的脾经，自指尖推向指根做补脾经500次。

④右手拇指指腹着力于小儿左手肾经，推补肾经500次。

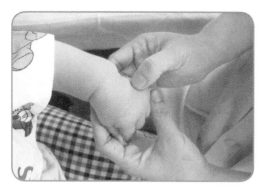

⑤右手拇指着力于小儿手背第四、五掌骨小头间的二马穴，按揉500次。

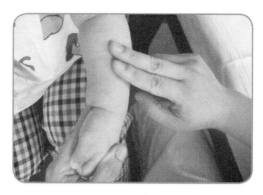

⑥右手食、中指并拢，着力于小儿前臂桡侧的三关穴，自腕横纹推向肘横纹300次。

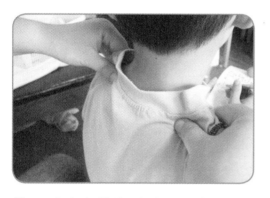

⑦双手拇指与其他四指相对用力，在小儿两侧肩井穴做拿法，反复3～5遍。

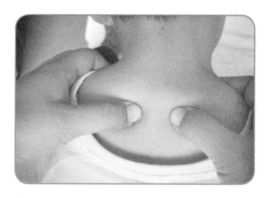

⑧双手拇指指腹分别着力于小儿背部两侧肺俞穴，按揉1分钟，或至有酸胀感。

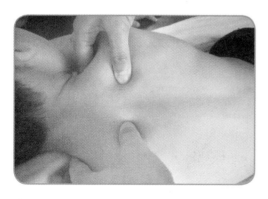

⑨双手拇指指腹分别着力于小儿背部两侧风门穴，按揉1分钟，或至有酸胀感。

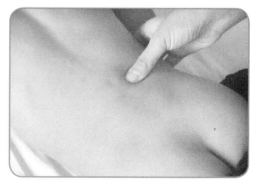

⑩右手拇指指腹着力于小儿背部右侧脾俞穴，按顺时针方向揉100次。完毕后再以相同方式揉左侧脾俞穴。

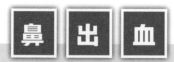

鼻　出　血

　　鼻出血，又称鼻衄，是由于高热或过食辛辣煎炸食品，火热上攻，鼻中毛细血管扩张破裂致鼻出血；还可因用手挖鼻孔，损伤鼻内毛细血管而出现流鼻血。轻者仅有少量血渗出，重者血从口鼻中流出。

　　应急止血的方法：

　　患儿取半卧位，用冷水浸湿的毛巾或用冰袋敷于其前额或颈部，促使局部毛细血管收缩，从而达到止血的目的。

　　另外，可用手指紧按一侧鼻翼以压迫止血，如果出血量多，还可用海绵或凡士林油纱填塞鼻道，压迫止血。

　　止血后，针对病因，治疗应清热凉血。

　　常用推拿手法与穴位：①清胃经、②清肺经、③清肝经、④清天河水、⑤退六腑、⑥清小肠、⑦揉合谷、⑧揉曲池、⑨揉鼻通、⑩揉迎香、⑪揉上星、⑫揉大椎、⑬揉涌泉。

────────── ◇ **操作方法** ◇ ──────────

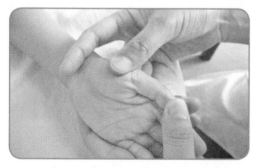

①右手拇指侧峰着力于小儿左手胃经，直推400次。

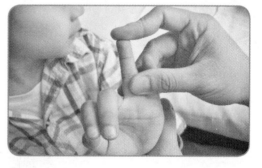

②右手拇指指腹着力于小儿左手肺经，自指根推向指尖500次。

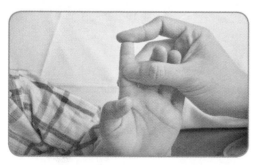

③右手拇指指腹着力于小儿左手食指掌面的肝经，自指根推向指尖500次。

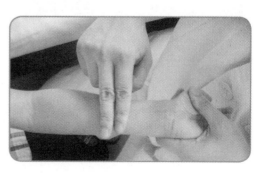

④右手食、中指并拢，着力于小儿天河水穴，自腕横纹向肘横纹直推300次。

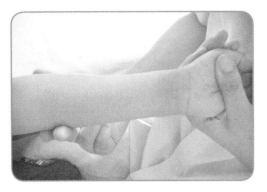

⑤右手食、中指并拢着力于小儿六腑穴，自肘向下直推至腕部300次。

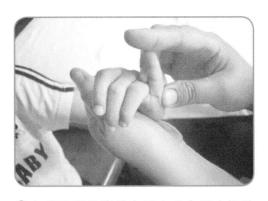

⑥右手拇指指腹着力于小儿左手小指外侧的小肠经，自指根推向指尖300次。

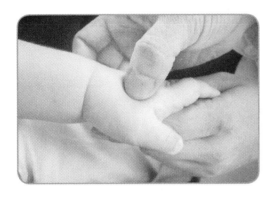

⑦右手拇指指腹着力于小儿虎口部的合谷穴，其余四指托住小儿手掌，拇指向四指侧做按揉法300次。

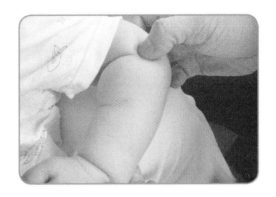

⑧右手拇指指腹着力于小儿肘部的曲池穴，其余四指托住小儿肘部，拇指向四指侧做拿揉法5～10次。

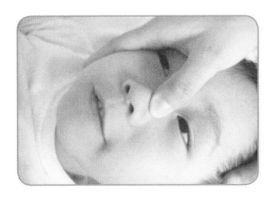

⑨右手拇指指腹着力于小儿左侧鼻通穴，按揉1分钟，完毕后再以左手以同样方式按揉右侧鼻通穴。

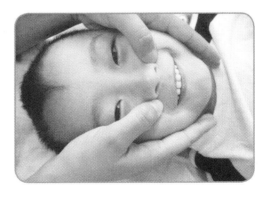

⑩双手拇指指腹分别着力于小儿鼻翼两侧的迎香穴，按揉1～2分钟，或至鼻呼吸通畅。

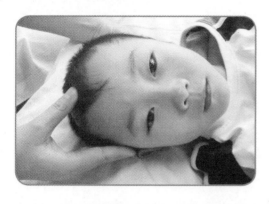

⑪右手拇指指腹着力于小儿前发际正中的上星穴，按揉1分钟。

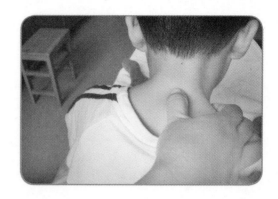

⑫右手拇指指腹着力于小儿颈后部的大椎穴，按揉1~2分钟，或至有酸胀感。

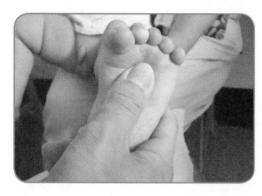

⑬右手拇指指腹着力，分别按揉小儿双侧涌泉穴各300次。

专家提示

　　日常生活中应避免进食辛辣煎炸食品，天气干燥时多饮用清凉滋润的汤汁。改掉挖鼻孔的坏习惯。

腺样体肥大

　　腺样体肥大多表现为患儿鼻塞，流涕，干咳，张口呼吸，睡眠打鼾。夜间患儿因呼吸不畅导致常有翻身、惊醒表现，使得白天精神萎靡。严重者伴有智力迟钝、听力下降。指诊可触到鼻咽顶及后壁柔软的橘瓣样肿块，X线检查可见肥大的腺样体阴影。5岁后腺样体肥大且有明显临床症状者，常常会引发儿科和耳鼻咽喉科的多种疾病。

　　治疗应宣通鼻窍，散结消肿。

　　常用推拿手法与穴位：①开天门、②推坎宫、③揉太阳、④揉耳后高骨、⑤揉上星、⑥揉印堂、⑦擦揉鼻通至迎香、⑧拿风池、⑨拿肩井、⑩揉肺俞、⑪清肺经、⑫清胃经、⑬拿合谷。

―――――◇ **操作方法** ◇―――――

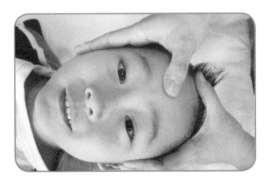

①双手拇指指腹着力，交替自印堂推至前发际以开天门，反复5~10遍。

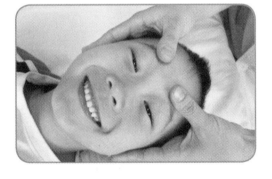

②双手拇指指腹着力，沿眉弓自内向外分推至眉梢以推坎宫，反复5~10遍。

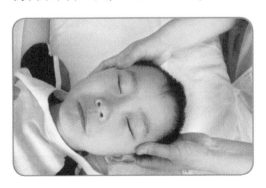

③双手拇指指腹着力于小儿两侧太阳穴，按揉1~2分钟，或至有酸胀感。

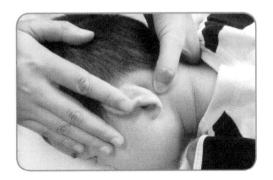

④右手拇指指腹着力于小儿一侧耳后高骨，按揉1~2分钟，完毕后再以同样的方法操作另一侧。

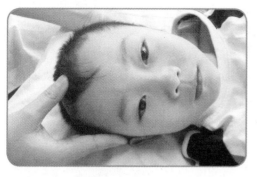

⑤右手拇指指腹着力于小儿前发际正中的上星穴，按揉1分钟。

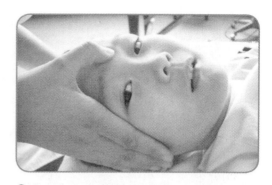

⑥右手拇指指腹着力于小儿印堂穴，按揉1分钟。

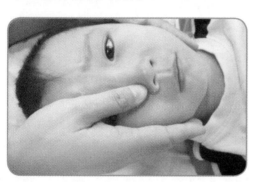

⑦右手中指指腹自小儿右侧鼻通穴擦至迎香穴，反复3~5遍，完毕后用左手以同样方法操作左侧。

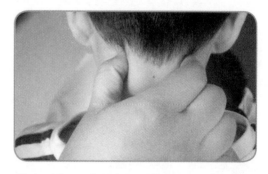

⑧右手拇、食两指分别置于小儿两侧风池穴，相对用力做提拿法5~10次。

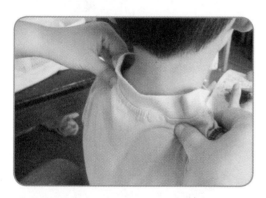

⑨双手拇指与其他四指相对用力，在小儿两侧肩井穴做拿法，反复3~5遍。

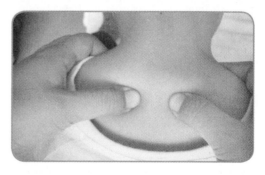

⑩双手拇指指腹分别着力于小儿背部两侧肺俞穴，按揉1分钟，或至有酸胀感。

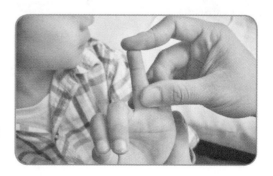

⑪右手拇指指腹着力于小儿左手食指掌面的肺经，自指根推向指尖500次。

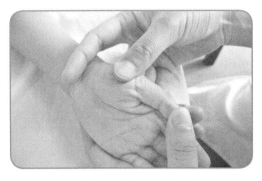

⑫右手拇指侧峰着力于小儿左手胃经，沿赤白肉际自腕横纹推向指根400次。

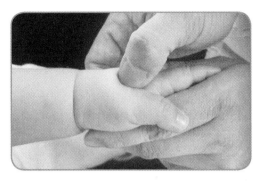

⑬右手拇指指尖着力于小儿虎口部的合谷穴，其余四指托住小儿手掌，拇指向四指侧用力做拿法5～10次。

　　一、若伴有鼻塞，流浊涕或黄脓涕，可加①清天河水、②退六腑、③揉曲池、④揉大椎。

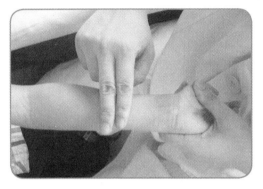

①右手食、中指并拢，着力于小儿天河水穴，自腕横纹直推向肘横纹300次。

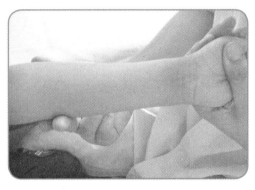

②右手食、中指并拢着力于小儿六腑穴，自肘向下直推至腕部300次。

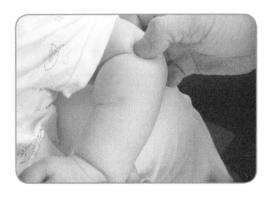

③右手拇指指腹着力于小儿肘部的曲池穴，其余四指托住小儿肘部，拇指向四指侧用力进行拿揉法5～10次。

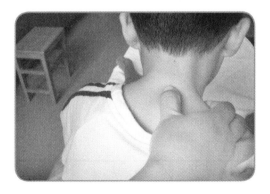

④右手拇指指腹着力于小儿颈后部的大椎穴，按揉1～2分钟，或至有酸胀感。

二、病程较长，鼻塞或轻或重，伴有精神不振、神疲乏力等症状，可加①补脾经、②揉外劳宫、③揉脾俞、④捏脊、⑤揉足三里。

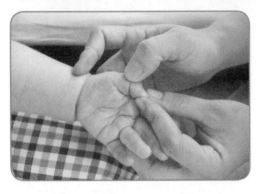

①右手拇指侧峰着力于小儿左手拇指桡侧的脾经，自指尖推向指根做补脾经500次。

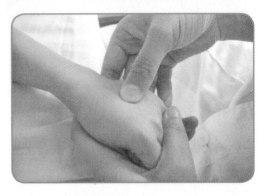

②右手拇指指腹着力于小儿手背外劳宫穴，揉500次。

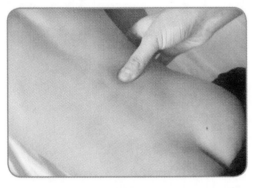

③右手拇指指腹着力于小儿背部一侧脾俞穴，按顺时针方向揉100次。完毕后再以相同方式揉另一侧脾俞穴。

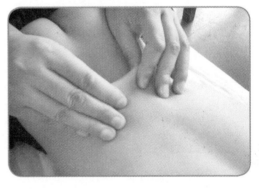

④双手拇指与其他四指相对将小儿背部皮肤提起，自下而上捏脊5遍，后2遍注意每捏3下向上提1下。

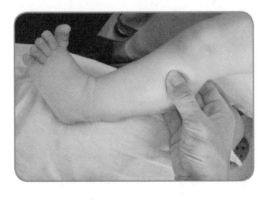

⑤右手拇指指腹着力于小儿腿部一侧足三里穴，按顺时针方向揉100次。完毕后再以相同方式揉另一侧足三里穴。

瞬目

瞬目是指眼睛频频眨动，不能自控。轻者眼部外观正常，重者巩膜微微发红，眼睛畏光、痒涩不适，小儿常常不自觉地用手揉搓。本病多因平素体质气血不足、偏阴虚火旺，眼失营养而干涩不适，导致眼睛频频眨动。

治疗应养血、滋阴、清火。

常用推拿手法与穴位：①运八卦、②清肝经、③清天河水、④退六腑、⑤补脾经、⑥补肾经、⑦揉二马、⑧揉肝俞、⑨揉脾俞、⑩揉肾俞、⑪揉足三里、⑫揉涌泉。

眼周围常用手法与穴位：⑬揉睛明、⑭揉鱼腰、⑮揉太阳、⑯揉承泣、⑰揉四白、⑱轮刮眼眶。

◇ 操作方法 ◇

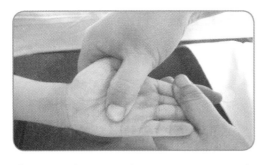

①左手固定住小儿左手，并以拇指指腹盖住小儿中指下离卦，右手拇指指腹着力，按顺时针方向运内八卦500次。

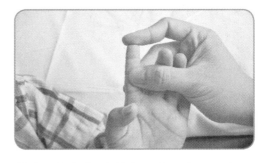

②右手拇指指腹着力于小儿左手肝经，自指根推向指尖500次。

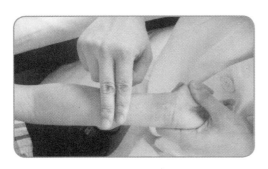

③右手食、中指并拢，着力于小儿前臂正中的天河水穴，自腕横纹推向肘横纹500次。

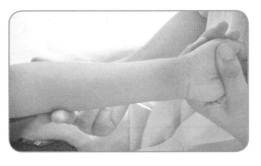

④右手食、中指并拢，着力于小儿六腑穴，自肘向下直推至腕部300次。

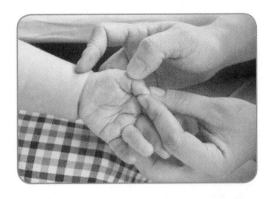

⑤右手拇指侧峰着力于小儿左手拇指桡侧的脾经，自指尖推向指根做补脾经500次。

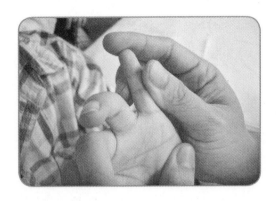

⑥右手拇指指腹着力于小儿左手肾经，推补肾经500次。

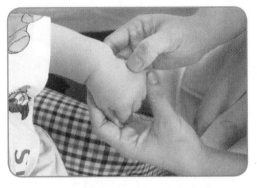

⑦右手拇指着力于小儿手背第四、五掌骨小头间的二马穴，按揉500次。

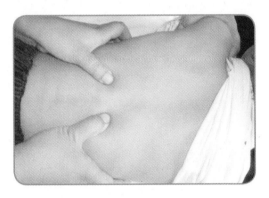

⑧双手拇指着力于小儿背部肝俞穴，按揉1~3分钟，或至有酸胀感。

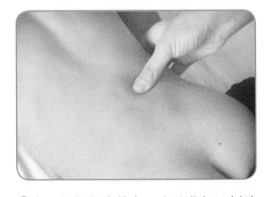

⑨右手拇指指腹着力于小儿背部一侧脾俞穴，按顺时针方向揉100次。完毕后再以相同方式揉另一侧脾俞穴。

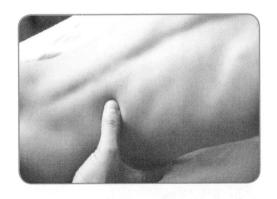

⑩右手拇指指腹着力于小儿背部一侧肾俞穴，按顺时针方向揉200次。完毕后再以相同方式揉另一侧肾俞穴。

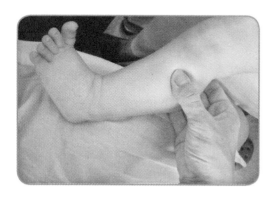

⑪右手拇指指腹着力，分别按揉小儿双侧足三里穴各100次。

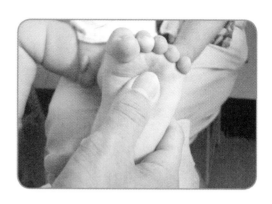

⑫右手拇指指腹着力于小儿一侧涌泉穴，反复搓揉1～2分钟，直到局部发热。

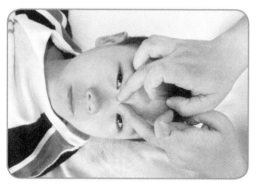

⑬双手中指指腹分别着力于小儿内眼角的睛明穴，按揉1～2分钟，或至有酸胀感。

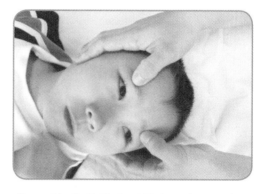

⑭双手拇指指腹分别着力于小儿眉中的鱼腰穴，按揉1～2分钟，或至有酸胀感。

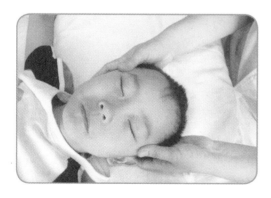

⑮双手拇指指腹着力于小儿两侧太阳穴，按揉1～2分钟，或至有酸胀感。

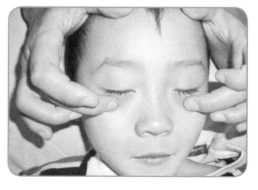

⑯双手拇指指腹分别着力于小儿眼睛正下方的承泣穴，按揉1～2分钟，或至有酸胀感。

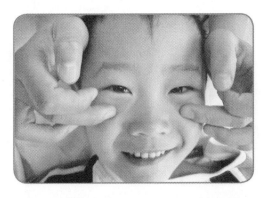 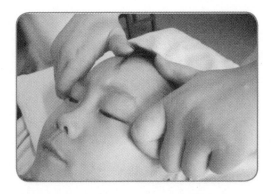

⑰双手拇指指腹分别着力于小儿面部四白穴，按揉1~2分钟，或至有酸胀感。

⑱屈曲双手食指，以食指桡侧着力，按顺时针方向在眼周围做刮法，反复操作5~10圈。

专家提示

平时要多食用富含维生素 A 的食品，如动物肝脏、鱼肝油等。

结 膜 炎

结膜是覆盖在眼睑内面、眼球前部眼白表面的一层透明薄膜，当结膜受到细菌、病毒感染，或花粉、灰尘、化学物质刺激，会出现眼睑红肿，眼痒涩、烧灼感，流泪，早晨醒后眼内分泌物多而难以睁眼，俗称"红眼病"。

治疗应疏风解表，清热解毒。

常用推拿手法与穴位：①清肝经、②清心经、③清肺经、④清天河水、⑤退六腑、⑥揉合谷、⑦开天门、⑧推坎宫、⑨捏挤太阳、⑩揉睛明、⑪揉鱼腰、⑫揉承泣、⑬拿风池、⑭揉太冲。

◇ 操作方法 ◇

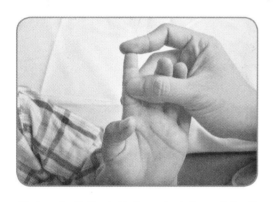

①右手拇指指腹着力于小儿左手食指掌面的肝经，自指根推向指尖500次。

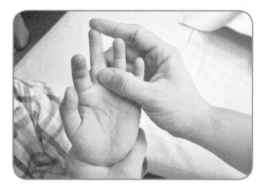

②右手拇指指腹着力于小儿左手中指掌面的心经，自指根推向指尖500次。

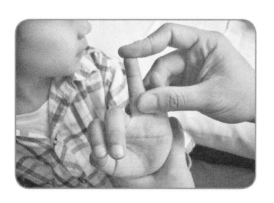

③右手拇指指腹着力于小儿左手肺经，自指根推向指尖500次。

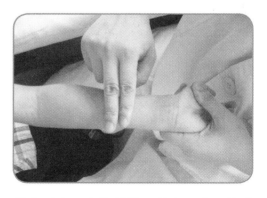

④右手食、中指并拢，着力于小儿前臂正中的天河水穴，自腕横纹推向肘横纹500次。

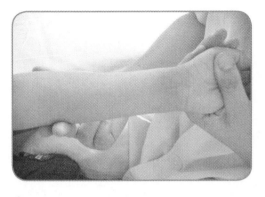

⑤右手食、中指并拢着力于小儿六腑穴，自肘向下直推至腕部300次。

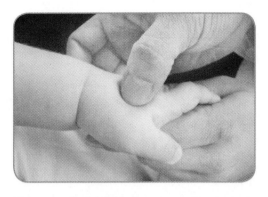

⑥右手拇指指腹着力于小儿虎口部的合谷穴，其余四指托住小儿手掌，拇指与四指侧做按揉法300次。

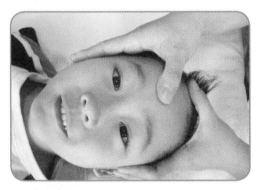

⑦双手拇指指腹着力，交替做开天门，反复5～10遍。

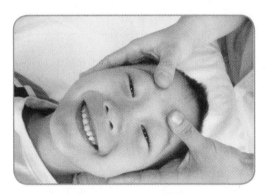

⑧双手拇指指腹着力，沿眉弓自内向外分推至眉梢以推坎宫，反复5～10遍。

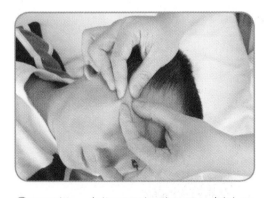

⑨双手拇、食指两两相对置于一侧太阳穴，四指同时用力做捏挤法，捏挤2～3遍，再以相同方法操作另一侧太阳穴。

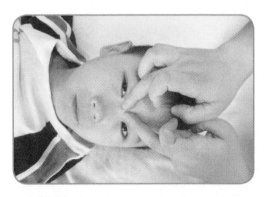

⑩双手中指指腹分别着力于小儿内眼角的睛明穴，按揉1～2分钟，或至有酸胀感。

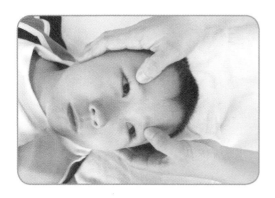

⑪双手拇指指腹分别着力于小儿眉中的鱼腰穴，按揉1~2分钟，或至有酸胀感。

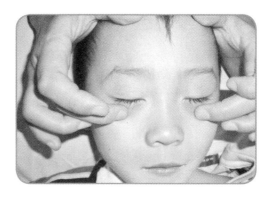

⑫双手拇指指腹分别着力于小儿眼睛正下方的承泣穴，按揉1~2分钟，或至有酸胀感。

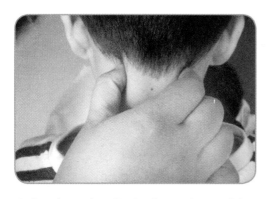

⑬右手拇、食两指分别置于小儿两侧风池穴，相对用力做提拿法5~10次。

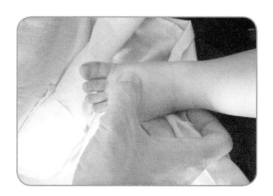

⑭右手拇指指腹着力于小儿太冲穴，按揉1分钟，或至有酸胀感。

专家提示

可滴眼药水，或做眼部冷敷。日常多用温水和肥皂洗手，防止睡眠不足，游泳时需戴防水眼镜。

睑腺炎

　　睑腺炎，俗称"麦粒肿"，是指眼睑边缘生的小疖肿，形如麦粒，极易溃破。本病与体质虚弱，或过食辛辣煎烤食物，脾胃积热，加上卫生习惯不良，经常用脏手揉眼，导致病毒感染有关。

　　治疗应疏风、清热、解毒。

　　常用推拿手法与穴位：①清肝经、②清心经、③清胃经、④清肺经、⑤清天河水、⑥揉攒竹、⑦揉睛明、⑧揉承泣、⑨揉瞳子髎、⑩揉丝竹空、⑪揉鱼腰、⑫揉阳白。

◇ 操作方法 ◇

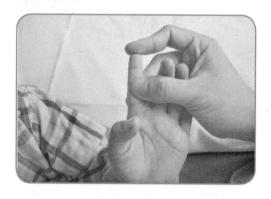

①右手拇指指腹着力于小儿左手食指掌面的肝经，自指根推向指尖500次。

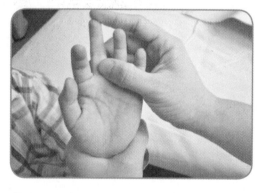

②右手拇指指腹着力于小儿左手中指掌面的心经，自指根推向指尖500次。

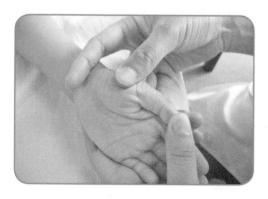

③右手拇指指腹着力于小儿左手胃经，自指根推向指尖500次。

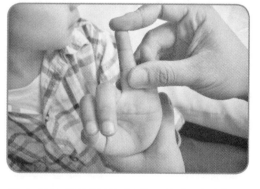

④右手拇指指腹着力于小儿左手肺经，自指根推向指尖500次。

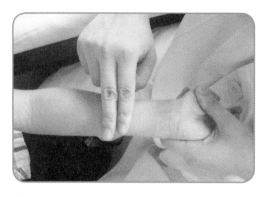

⑤右手食、中指并拢，着力于小儿前臂正中的天河水穴，自腕横纹推向肘横纹500次。

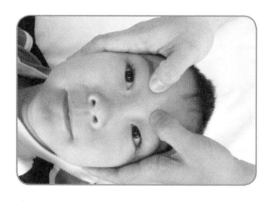

⑥双手拇指指腹分别着力于小儿眉头的攒竹穴，按揉1~2分钟，或至有酸胀感。

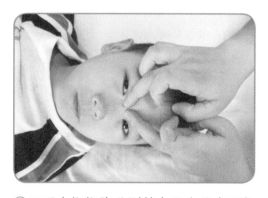

⑦双手中指指腹分别着力于小儿内眼角的睛明穴，按揉1~2分钟，或至有酸胀感。

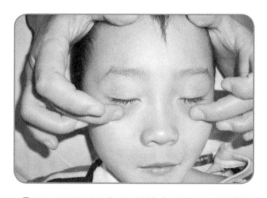

⑧双手拇指指腹分别着力于小儿眼睛正下方的承泣穴，按揉1~2分钟，或至有酸胀感。

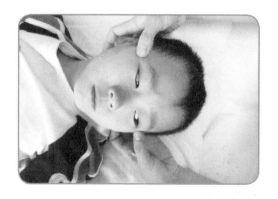

⑨双手拇指指腹分别着力于小儿外眼角的瞳子髎穴，按揉1~2分钟，或至有酸胀感。

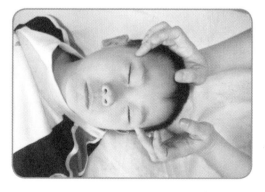

⑩双手拇指指腹分别着力于小儿眉尾的丝竹空穴，按揉1~2分钟，或至有酸胀感。

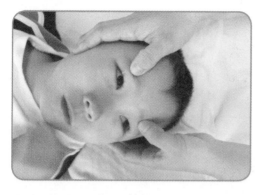

⑪双手拇指指腹分别着力于小儿眉中的鱼腰穴，按揉1～2分钟，或至有酸胀感。

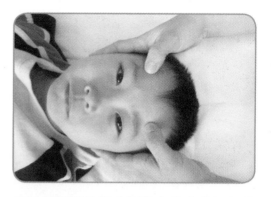

⑫双手拇指指腹分别着力于小儿额部的阳白穴，按揉1～2分钟，或至有酸胀感。

　　一、病初起，眼睑仅有轻微红肿，可加①开天门、②推坎宫、③揉太阳、④揉耳后高骨、⑤拿风池、⑥揉风门、⑦揉肺俞、⑧拿肩井。

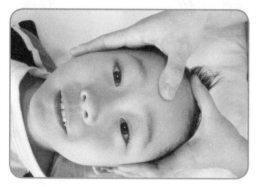

①双手拇指指腹着力，交替自印堂推至前发际以开天门，反复5～10遍。

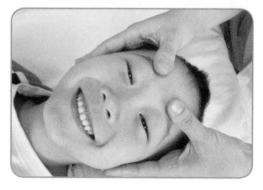

②双手拇指指腹着力，沿眉弓自内向外分推至眉梢以推坎宫，反复5～10遍。

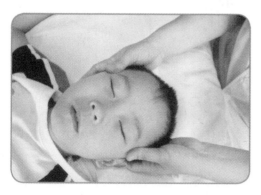

③双手拇指指腹着力于小儿两侧太阳穴，按揉1～2分钟，或至有酸胀感。

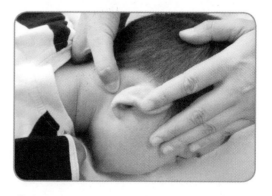

④右手拇指指腹着力于小儿一侧耳后高骨，按揉1～2分钟，完毕后再以同样的方法操作另一侧。

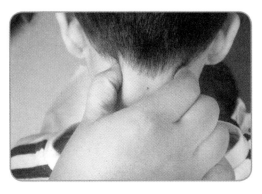

⑤右手拇、食两指分别置于小儿两侧风池穴，相对用力做提拿法5~10次。

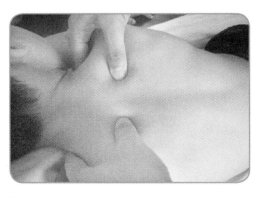

⑥双手拇指指腹分别着力于小儿背部两侧的风门穴，按揉1分钟，至有酸胀感。

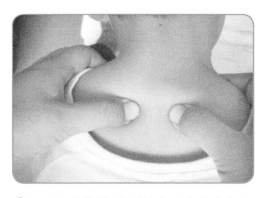

⑦双手拇指指腹分别着力于小儿背部两侧的肺俞穴，按揉1分钟，至有酸胀感。

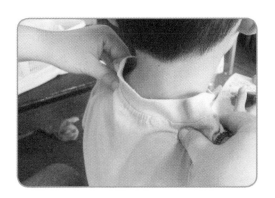

⑧双手拇指与其他四指相对用力，在小儿两侧肩井穴进行拿法，反复3~5遍。

二、眼睑红肿，硬结较大，疼痛剧烈，可加①清大肠、②退六腑、③揉合谷、④揉列缺、⑤推脊。

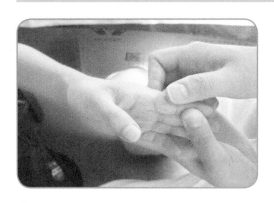

①右手拇指桡侧偏峰着力于小儿左手大肠经，做清大肠经300次。

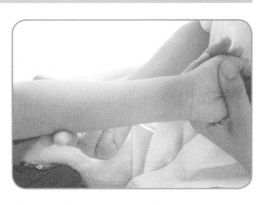

②右手食、中指并拢着力于小儿六腑穴，自肘向下直推至腕部300次。

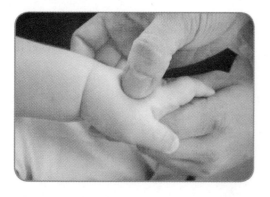

③右手拇指指腹着力于小儿虎口部的合谷穴，其余四指托住小儿手掌，拇指向四指侧做按揉法300次。

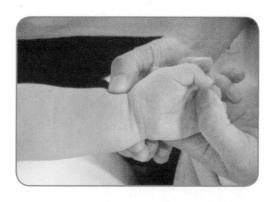

④右手拇指指尖着力于小儿左手列缺穴，按揉100次。

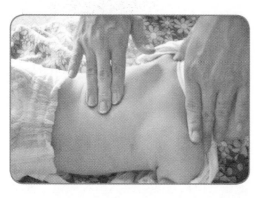

⑤右手食、中指并拢自上而下直推小儿脊柱骨，至局部发红。

三、睑腺炎反复发作，但硬结不肿不痛，可加①补脾经、②揉脾俞、③揉肾俞、④揉足三里、⑤揉涌泉。

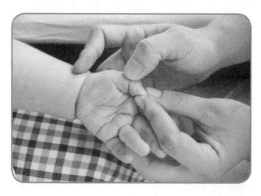

①右手拇指侧峰着力于小儿左手拇指桡侧的脾经，自指尖推向指根进行补脾经500次。

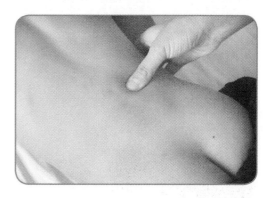

②右手拇指指腹着力于小儿背部一侧脾俞穴，按顺时针方向揉1～3分钟。完毕后再以相同方式揉另一侧脾俞穴。

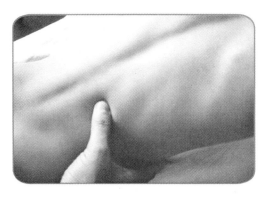

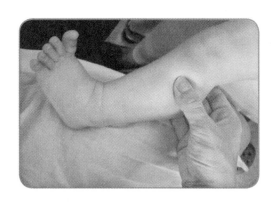

③右手拇指指腹着力于小儿背部一侧肾俞穴，按顺时针方向揉200次。完毕后再以相同方式揉另一侧肾俞穴。

④右手拇指指腹着力，分别按揉小儿双侧足三里穴各300次。

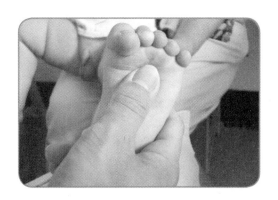

⑤右手拇指指腹着力，分别按揉小儿双侧涌泉穴各300次。

专家提示

已化脓的麦粒肿切勿挤压，应切开排脓，使其尽早愈合。

近视

近视是以视近清楚而视远模糊不清为特征的疾病。本病多由于先天肝肾不足、精血亏乏，加上学习时姿势不当或光线不足，眼睛过度疲劳所致。另外，偏食等不良习惯也会造成营养缺乏，从而使眼睛的疲劳不能及时恢复，导致视力逐渐下降。

临床上有假性近视和真性近视之分。假性近视指用眼过度、睫状肌持续紧张，以致不能调节晶状体的屈光度所造成的视远不清，经休息后症状可以缓解或消失。

治疗以舒经通络，养血明目为主。

常用推拿手法与穴位：①开天门、②推坎宫、③揉太阳、④揉耳后高骨、⑤揉睛明、⑥揉天应、⑦揉攒竹、⑧揉鱼腰、⑨揉四白、⑩轮刮眼眶、⑪按风池、⑫弹拨天柱骨、⑬按揉心俞、⑭按揉肝俞、⑮按揉脾俞、⑯按揉肾俞。

◇ 操作方法 ◇

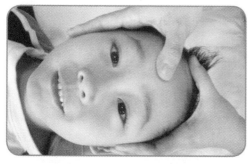

①双手拇指指腹着力，交替自印堂推至前发际以开天门，反复5～10遍。

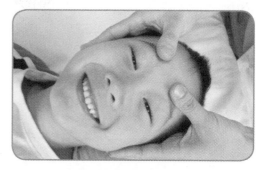

②双手拇指指腹着力，沿眉弓自内向外分推至眉梢以推坎宫，反复5～10遍。

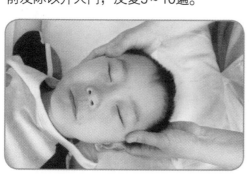

③双手拇指指腹着力于小儿两侧太阳穴，按揉1～2分钟，或至有酸胀感。

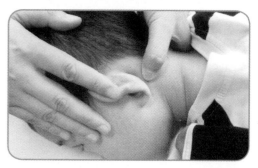

④右手拇指指腹着力于小儿一侧耳后高骨，按揉1～2分钟，完毕后再以同样的方法操作另一侧。

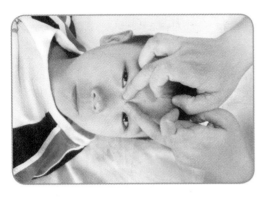

⑤双手中指指腹分别着力于小儿内眼角的睛明穴，按揉1~2分钟，或至有酸胀感。

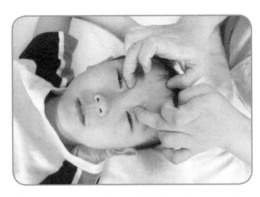

⑥双手中指指腹分别着力于小儿眉头下方的天应穴，按揉1~2分钟，或至有酸胀感。

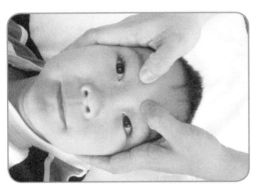

⑦双手拇指指腹分别着力于小儿眉头的攒竹穴，按揉1~2分钟，或至有酸胀感。

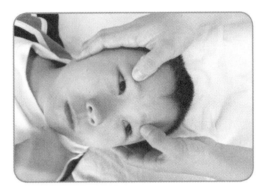

⑧双手拇指指腹分别着力于小儿眉中的鱼腰穴，按揉1~2分钟，或至有酸胀感。

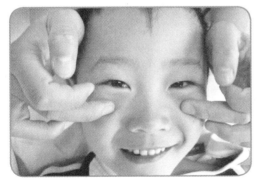

⑨双手拇指指腹分别着力于小儿面部四白穴，按揉1~2分钟，或至有酸胀感。

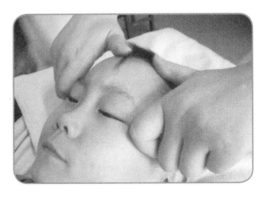

⑩屈曲双手食指，以食指桡侧着力，在眼周围进行刮法，反复操作5~10圈。

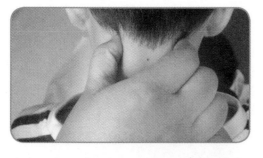

⑪右手拇、食两指分别置于小儿两侧风池穴，相对用力向下做按法5~10次。

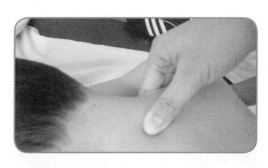

⑫右手拇指偏峰着力于小儿天柱骨穴，自上而下做弹拨法5~10遍，或至有酸胀感。

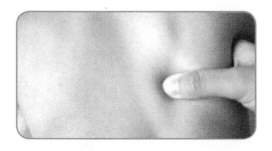

⑬右手拇指指腹着力于小儿背部一侧心俞穴，按揉100次，再以相同方式揉另一侧心俞穴。

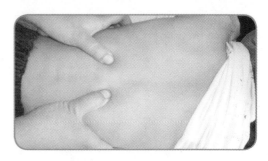

⑭双手拇指着力于小儿背部肝俞穴，按揉1~3分钟，至有酸胀感。

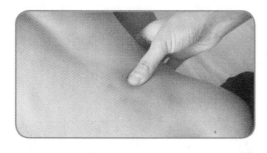

⑮右手拇指指腹着力于小儿背部一侧脾俞穴，按顺时针方向揉100次。完毕后再以相同方式揉另一侧脾俞穴。

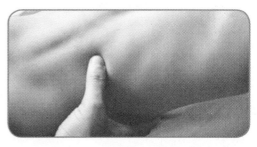

⑯右手拇指指腹着力于小儿背部一侧肾俞穴，按顺时针方向揉200次。完毕后再以相同方式揉另一侧肾俞穴。

专家提示

　　推拿治疗适用于轻度或中度的假性近视。如果诊断为真性近视，则应及时配戴眼镜，以免视力继续发展。平时要养成健康的用眼习惯，看书、学习时光线适度，近距离用眼不宜时间过长，中间可闭目休息或极目远眺，对缓解视力疲劳有积极作用。

面 神 经 麻 痹

面神经麻痹是指小儿突然一侧（极少数为双侧）面部肌肉瘫痪，出现眼裂扩大、鼻唇沟平坦、口角下垂、面部被牵向健侧等症状，病侧不能做皱眉、闭眼、露齿、鼓腮等动作。面瘫的发病原因多与正气不足，络脉空虚，复感风寒，并有病毒感染有关，从而导致面神经痉挛收缩，使神经缺血、水肿，最终导致神经不能支配相应肌肉运动而发生瘫痪。

治宜祛风散寒，通经活络。

常用推拿手法与穴位：

眼睛周围：①开天门、②推坎宫、③揉太阳、④揉承泣、⑤揉四白、⑥揉阳白、⑦抹眼眶。

鼻周围：⑧揉迎香、⑨揉鼻通、⑩在鼻两旁直擦。

口周围：⑪揉人中、⑫揉承浆、⑬揉颊车、⑭揉地仓、⑮在口周围打圈。

耳周围：⑯揉下关、⑰揉耳后高骨。

其他相关部位：⑱揉合谷、⑲轻拍面颊及额部。

◇ 操作方法 ◇

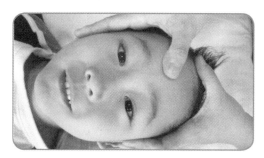

①双手拇指指腹着力，交替自印堂推至前发际以开天门，反复5~10遍。

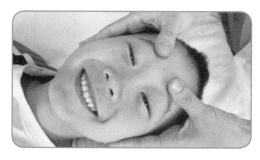

②双手拇指指腹着力，沿眉弓自内向外分推至眉梢以推坎宫，反复5~10遍。

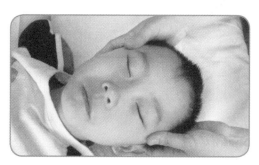

③双手拇指指腹着力于小儿两侧太阳穴，按揉1~2分钟，或至有酸胀感。

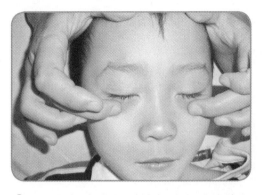

④双手拇指指腹分别着力于小儿眼睛正下方的承泣穴，按揉1～2分钟，或至有酸胀感。

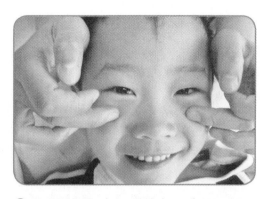

⑤双手拇指指腹分别着力于小儿面部四白穴，按揉1～2分钟，或至有酸胀感。

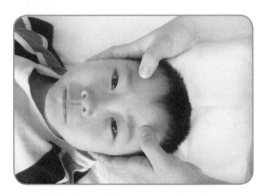

⑥双手拇指指腹分别着力于小儿额部的阳白穴，按揉1～2分钟，或至有酸胀感。

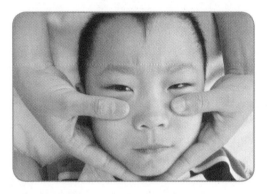

⑦双手拇指指腹分别着力于小儿上眼眶，向两侧做抹法，再以同样方法操作下眼眶，反复操作5～10遍。

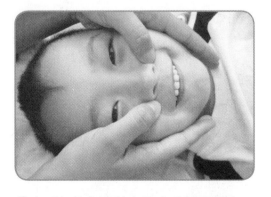

⑧右手拇指指腹着力于小儿的迎香穴，按揉1～2分钟。

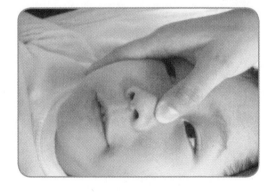

⑨右手拇指指腹着力于小儿左侧鼻通穴，按揉1分钟，完毕后再以左手以同样方式操作右侧鼻通穴。

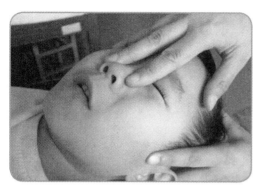

⑩右手食、中指指腹分别着力于小儿鼻子两侧，上下往返做擦法1分钟。

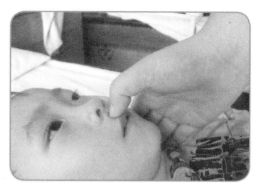

⑪右手拇指指腹着力于小儿上唇的人中穴，按揉1~2分钟。

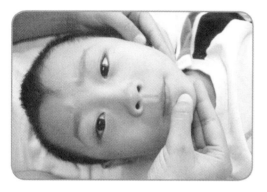

⑫右手拇指指腹着力于小儿的承浆穴，按揉1分钟。

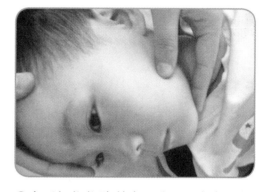

⑬右手拇指指腹着力于小儿下颌部的颊车穴，按揉1分钟。

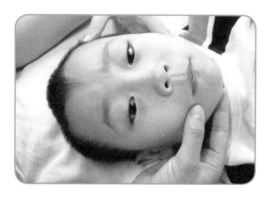

⑭右手拇指指腹着力于小儿嘴角的地仓穴，按揉1分钟。

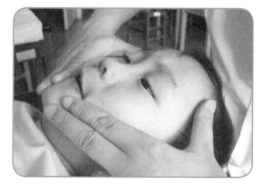

⑮双手食、中指并拢，自上唇正中经两侧嘴角会合到下唇正中，再由下唇正中按原路返回至上唇正中，反复操作5~10遍。

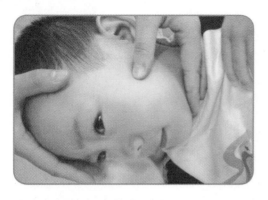

⑯右手拇指指腹着力于小儿的下关穴，按揉1分钟。

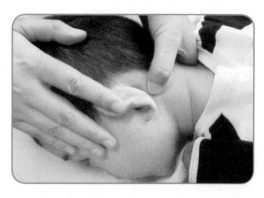

⑰右手拇指指腹着力于小儿耳后高骨穴，按揉1分钟。

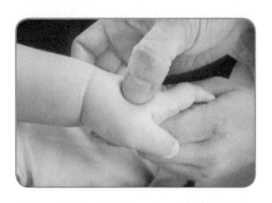

⑱右手拇指指腹着力于小儿虎口部的合谷穴，其余四指托住小儿手掌，拇指向四指侧做按揉法300次。

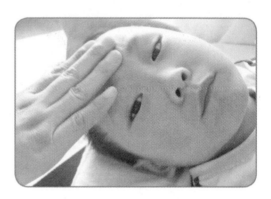

⑲右手食、中、无名指并拢，用拍法在面颊及及额部施术。

专家提示

　　治疗期间，忌吃辛辣刺激食物，如大蒜、大葱、麻辣火锅等。多食新鲜蔬菜、粗粮、豆类、瘦肉、大枣等。减少光刺激，如电视、电脑、紫外线等。用毛巾热敷，每晚3～4次，不要用冷水洗脸，遇风、雨、寒冷时，注意头部保暖，保证充足睡眠。加强功能锻炼，常做抬眉、双眼紧闭、鼓气、张大嘴、努嘴、露齿、耸鼻等运动。

小儿杂病

流 涎

　　流涎，俗称"流口水"，指婴幼儿口水不自觉地流溢出口腔的病症。3岁以下的婴幼儿最为多见，多由于口腔溃疡、面神经麻痹或神经系统疾病造成。但在婴儿时期，由于口腔较浅，不会吞咽口内过多的唾液，偶而发生流涎，不属病态。

　　治疗应健脾和胃，清热泻火。

　　常用推拿手法与穴位：①运内八卦、②清胃经、③清补脾经、④揉板门、⑤摩腹、⑥分腹阴阳、⑦揉脾俞、⑧揉胃俞、⑨揉足三里、⑩揉三阴交。

◇ **操作方法** ◇

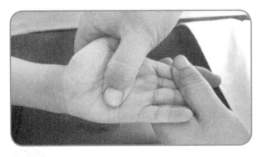

①左手固定住小儿左手，并以拇指指腹盖住小儿中指下离卦，右手拇指指腹着力，按顺时针方向运内八卦500次。

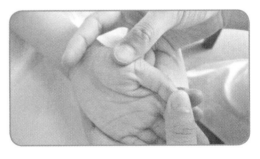

②右手拇指侧峰着力于小儿左手胃经，沿赤白肉际自腕横纹推向拇指指根400次。

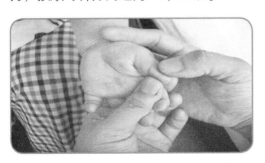

③右手拇指侧峰着力于小儿左手拇指桡侧的脾经，在指根与指尖之间来回做推法，共300次。

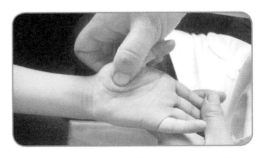

④右手拇指指腹着力于小儿左手板门穴，按揉400次。

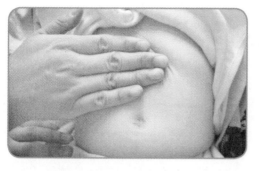

⑤右手掌掌心向下，贴于小儿腹部，按顺时针方向摩腹100次。

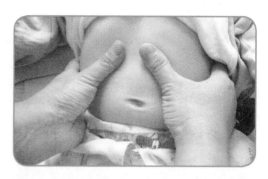

⑥双手拇指指腹着力，沿腹部前正中线自剑突分推至脐部，反复操作3～5遍。

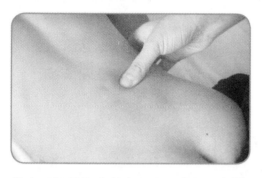

⑦右手拇指指腹着力于小儿背部一侧脾俞穴，按顺时针方向揉100次。完毕后再以相同方式揉另一侧脾俞穴。

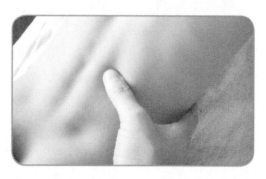

⑧右手拇指指腹着力于小儿背部一侧胃俞穴，按顺时针方向揉100次。完毕后再以相同方式揉另一侧胃俞穴。

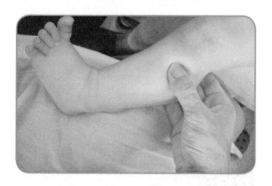

⑨右手拇指指腹着力于小儿腿部一侧足三里穴，按顺时针方向揉100次。完毕后再以相同方式揉另一侧足三里穴。

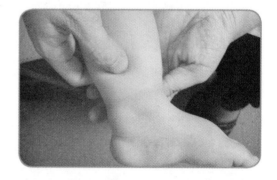

⑩右手拇指指腹着力于小儿三阴交穴，按揉1分钟，或至局部有酸胀感。

　　一、若小儿流涎不止，涎液清稀，面色苍白，四肢不温，大便稀薄，小便清长，舌质淡，苔白而滑，则常用手法中可去清补脾经，加①补脾经、②掐揉四横纹、③揉外劳宫、④推三关、⑤揉肾俞、⑥揉涌泉。

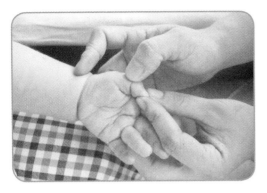

①右手拇指侧峰着力于小儿左手脾经，推补脾经500次。

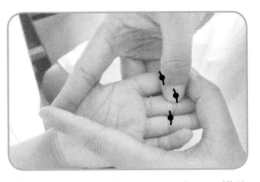

②右手拇指指尖着力于小儿左手四横纹穴，做掐法继而揉之，每一个穴位做3～5遍。

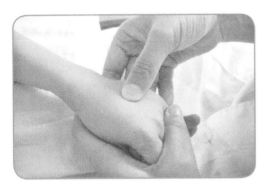

③右手拇指指腹着力于小儿左手背外劳宫穴，揉500次。

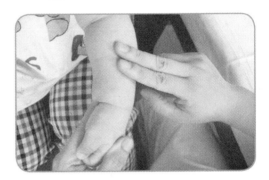

④右手食、中指并拢，着力于小儿前臂桡侧的三关穴，自腕横纹推向肘横纹500次。

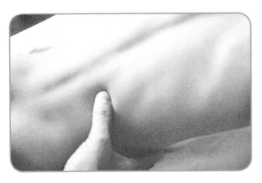

⑤右手拇指指腹着力于小儿背部一侧肾俞穴，按顺时针方向揉200次。完毕后再以相同方式揉另一侧肾俞穴。

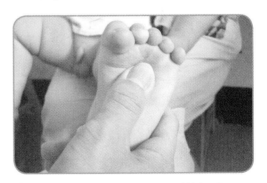

⑥右手拇指指腹着力，分别按揉小儿双侧涌泉穴各300次。

　　二、若小儿流涎，涎水热而黏，伴有口角糜烂，或有舌尖疱疹、溃疡，口臭，口干，心烦不安，大便秘结，小便短赤，舌质红、苔黄等症，则常用手法中可加①清心经、②清天河水、③清小肠、④退六腑、⑤掐揉小天心。

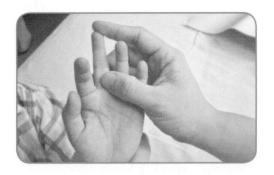

①右手拇指指腹着力于小儿左手中指掌面的心经，自指根推向指尖500次。

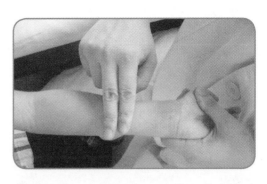

②右手食、中指并拢，着力于小儿前臂正中的天河水穴，自腕横纹推向肘横纹500次。

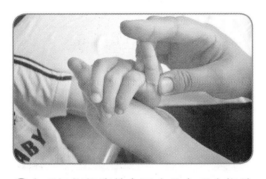

③右手拇指指腹着力于小儿左手小指外侧的小肠经，自指根推向指尖500次。

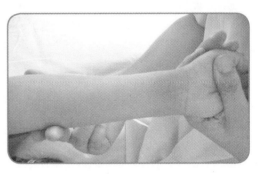

④右手食、中指并拢着力于小儿六腑穴，自肘向下直推至腕部300次。

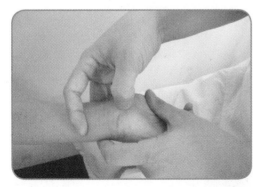

⑤右手拇指指尖着力于小儿左手小天心穴，进行掐揉法3～5遍。

专家提示

　　有口腔溃疡的患儿应注意保持口腔卫生，必要时配合口服药物或在溃疡表面喷涂锡类散等外用药。由面神经麻痹或脑炎后遗症引发的流涎，应积极治疗原发病。

夜 啼

夜啼是指小儿夜间哭闹，定时发作或间歇发作，甚至通宵达旦啼哭不止，民间俗称"夜哭郎"。本病多见于半岁以下小儿，多由腹痛、腹胀、惊吓或平素心火亢盛等原因造成。

治疗以安神定惊为主。

常用推拿手法与穴位：①清心经、②平肝经、③捣小天心、④分坎宫、⑤揉太阳、⑥抚头囟、⑦抚脊。

◇ **操作方法** ◇

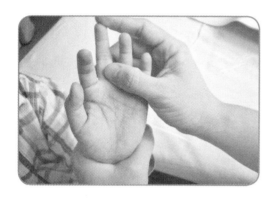

①右手拇指指腹着力于小儿左手中指掌面的心经，自指根推向指尖500次。

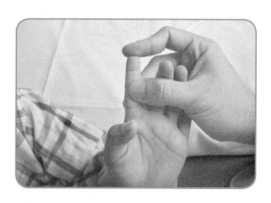

②右手拇指指腹着力于小儿左手食指掌面的肝经，自指根推向指尖500次。

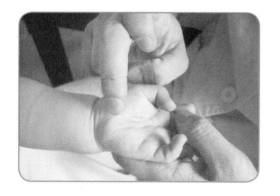

③右手中指指尖对准小儿左手小天心穴，捣100次。

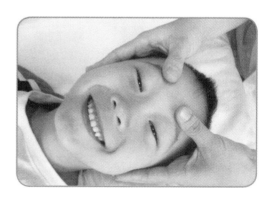

④双手拇指指腹着力，沿眉弓自内向外分推至眉梢以推坎宫，反复5~10遍。

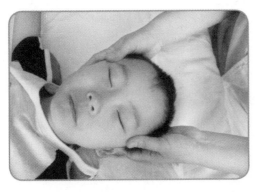

⑤双手拇指指腹着力于小儿两侧太阳穴，按揉1~2分钟，或至有酸胀感。

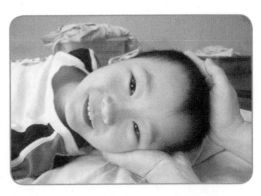

⑥右手掌心正对小儿头囟，轻抚300次。

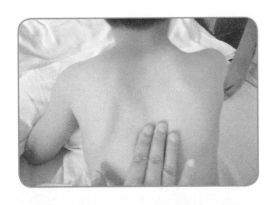

⑦右手食、中、无名指并拢，自上而下轻抚小儿脊柱骨，反复5~10遍。

一、若伴有四肢不温，口唇周围青紫，大便稀薄，可加①补脾经、②揉外劳宫、③揉一窝风、④摩腹、⑤揉气海、⑥揉关元。

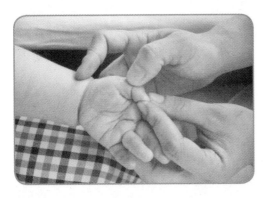

①右手拇指侧峰着力于小儿左手拇指桡侧的脾经，自指尖推向指根进行补脾经500次。

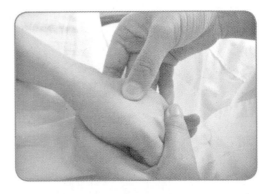

②右手拇指指腹着力于小儿手背外劳宫穴，揉500次。

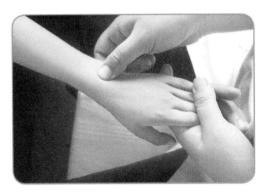

③右手拇指指腹着力，按顺时针方向按揉一窝风穴300次。

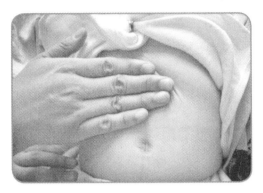

④右手掌掌心向下，贴于小儿腹壁上，按顺时针方向摩腹100~300次，至腹部柔软。

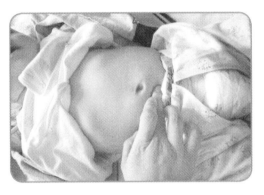

⑤右手中指指腹着力于小儿下腹部气海穴，按顺时针方向做揉法100次。

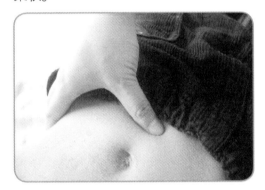

⑥右手拇指指腹着力于小儿下腹部关元穴，按顺时针方向做揉法100次。

二、若伴有烦躁不安，面红唇干，大便干，小便少，可加①清天河水、②清小肠、③揉二马、④掐揉五指节。

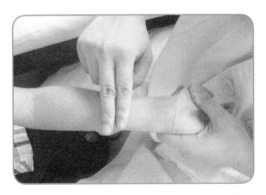

①右手食、中指并拢，着力于小儿前臂正中的天河水穴，自腕横纹推向肘横纹500次。

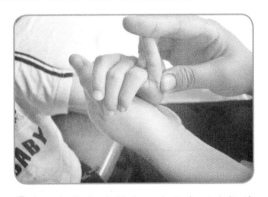

②右手拇指指腹着力于小儿左手小指外侧的小肠经，自指根推向指尖500次。

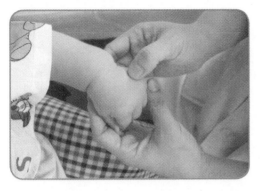

③右手拇指着力于小儿手背第四、五掌骨小头间的二马穴，按揉500次。

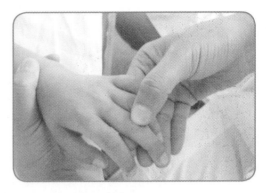

④右手拇指指尖着力于小儿左手五指节穴，依次进行掐法继而揉之，每一个穴位做3～5遍。

三、若睡眠时惊惕不安，稍有声响便哭啼不止，可加①运八卦、②清肺经、③清肝经、④补脾经、⑤猿猴摘果、⑥捏脊。

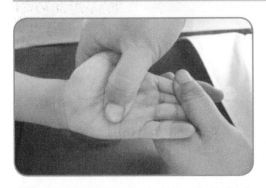

①左手固定住小儿左手，并以拇指指腹盖住小儿中指下离卦，右手拇指指腹着力，按顺时针方向运内八卦500次。

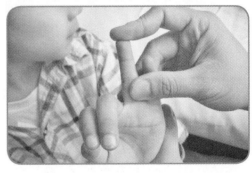

②右手拇指指腹着力于小儿左手食指掌面的肺经，自指根推向指尖500次。

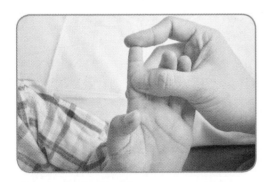

③右手拇指指腹着力于小儿左手肝经，自指根推向指尖500次。

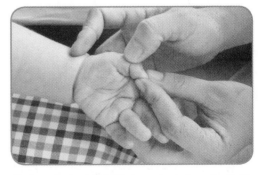

④右手拇指侧峰着力于小儿左手拇指桡侧的脾经，推补脾经500次。

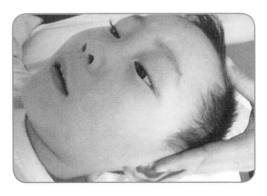
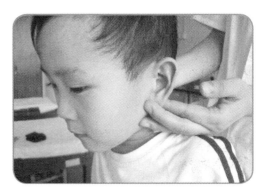

⑤双手食、中指侧面分别夹住小儿两耳尖向上提2~3次，再沿耳轮下移至耳垂并向下扯2~3次，反复操作3~5遍。

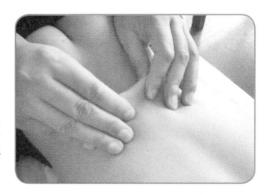

⑥双手拇指与其他四指相对将小儿背部皮肤提起，自下而上捏脊5遍，后2遍注意每捏3下向上提1下。

四、若小儿夜间阵发性哭闹，腹胀满，呕吐，腹泻，气味酸腐，可加①清胃经、②清大肠、③揉板门、④摩中脘、⑤推脐、⑥揉足三里。

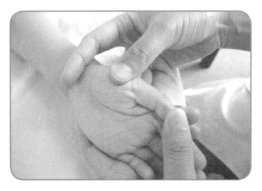
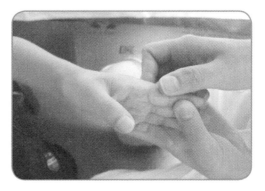

①右手拇指侧峰着力于小儿左手胃经，沿赤白肉际自腕横纹推向拇指指根400次。

②右手拇指侧峰着力于小儿左手食指桡侧的大肠经，自指根推向指尖，共400次。

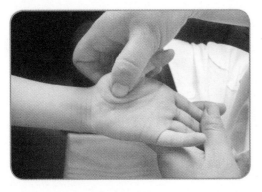

③右手拇指指腹着力于小儿左手板门穴，按揉400次。

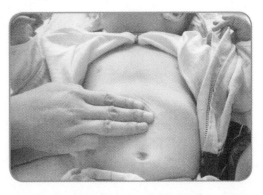

④右手掌面紧贴小儿上腹中脘穴，做摩法300次。

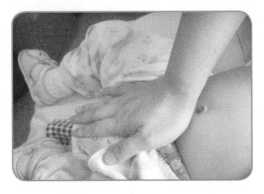

⑤右手掌掌心向下，掌根着力，沿前正中线自剑突经脐推至耻骨联合，反复3～5遍。

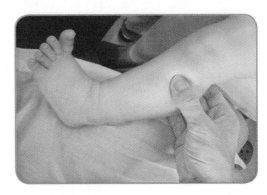

⑥右手拇指指腹着力于小儿腿部一侧足三里穴，按顺时针方向揉100次。完毕后再以相同方式揉另一侧足三里穴。

小儿多动综合征

　　小儿多动综合征是指小儿身体各部动作过多、注意力难以集中、情绪不稳、易于冲动，并有不同程度的学习困难，但患儿智力正常或基本正常。本病多见于学龄期儿童，男孩多于女孩。本病多因先天不足，或后天营养不良，致使大脑出现异常反应。

　　治疗应益气养血，宁心安神。

　　常用推拿手法与穴位：①清心经、②清肝经、③清天河水、④补脾经、⑤补肾经、⑥揉二马、⑦捣小天心。

◇ 操作方法 ◇

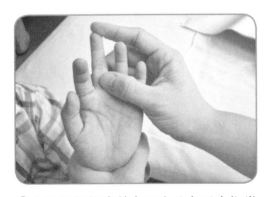

①右手拇指指腹着力于小儿左手中指掌面的心经，自指根推向指尖500次。

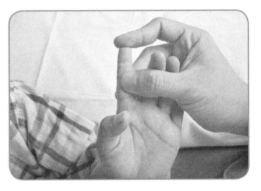

②右手拇指指腹着力于小儿左手食指掌面的肝经，自指根推向指尖500次。

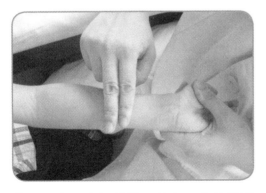

③右手食、中指并拢，着力于小儿前臂正中的天河水穴，自腕横纹推向肘横纹500次。

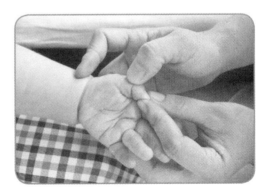

④右手拇指侧峰着力于小儿左手脾经，推补脾经500次。

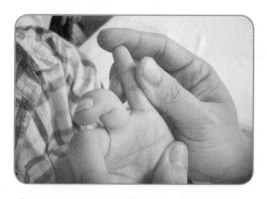

⑤右手拇指指腹着力于小儿左手肾经，推补肾经500次。

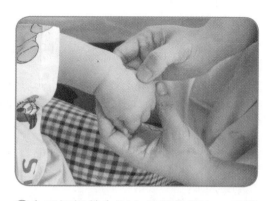

⑥右手拇指着力于小儿手背第四、五掌骨小头间的二马穴，按揉500次。

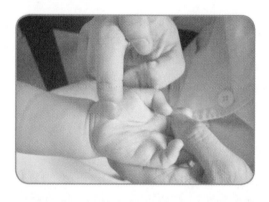

⑦右手中指指尖对准小儿左手小天心穴，捣100次。

一、若伴有神思不宁，四肢乏力，食欲不佳，善忘语钝，睡时露睛，多汗，面色无华，可加①揉神门、②揉内关、③摩腹、④揉心俞、⑤揉脾俞、⑥揉足三里。

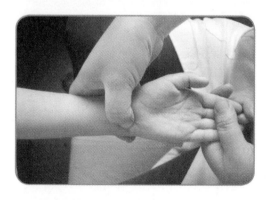

①右手拇指指腹着力于小儿左手神门穴，按揉300次。

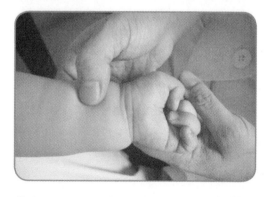

②右手拇指指腹着力于小儿左手臂内关穴，按揉400次。

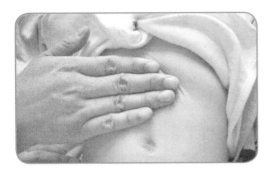

③右手掌掌心向下，贴于小儿腹部，按顺时针方向摩腹100次。

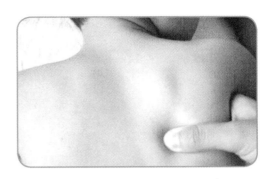

④右手拇指指腹着力于小儿背部一侧心俞穴，按揉100次，完毕后再以相同方式揉另一侧心俞穴。

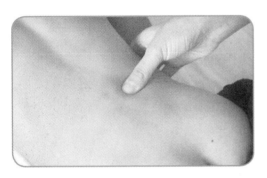

⑤右手拇指指腹着力于小儿背部一侧脾俞穴，按顺时针方向揉100次。完毕后再以相同方式揉另一侧脾俞穴。

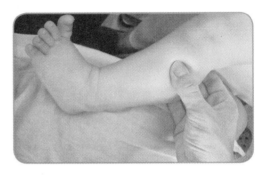

⑥右手拇指指腹着力，分别按揉小儿双侧足三里穴各300次。

二、若伴有多动不安，注意力不集中，记忆力欠佳，自控能力差，遗尿，多梦，或腰酸乏力，舌苔薄，脉细软，可加①揉神门、②揉内关、③揉气海、④揉关元、⑤揉命门、⑥擦八髎。

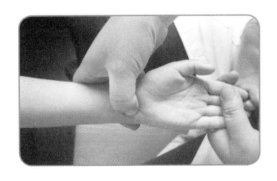

①右手拇指指腹着力于小儿左手神门穴，按揉300次。

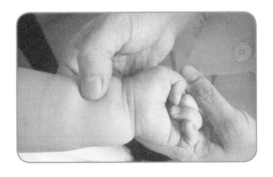

②右手拇指指腹着力于小儿左手臂内关穴，按揉400次。

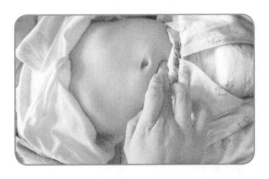

③右手中指指腹着力于小儿腹部气海穴，按顺时针方向做揉法100次。

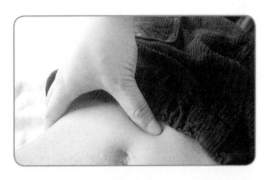

④右手中指指腹着力于小儿腹部关元穴，按顺时针方向做揉法100次。

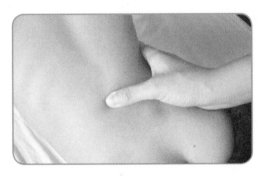

⑤右手拇指指腹着力于小儿背部命门穴，按揉100次。

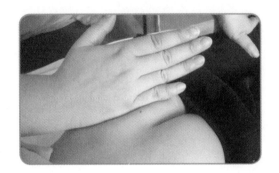

⑥右手小鱼际着力于小儿一侧八髎穴进行擦法，反复操作2～3分钟，或至局部发热。完毕后以同样方法操作另一侧。

三、若伴有性格急躁，冲动任性，注意力不集中，动作不协调，手足心热，便秘，舌红苔少，可加①揉肝俞、②揉脾俞、③揉肾俞、④捏脊。

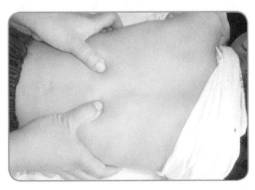

①双手拇指着力于小儿背部肝俞穴，按揉1～3分钟，至有酸胀感。

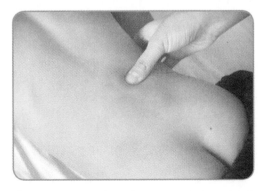

②右手拇指指腹着力于小儿背部一侧脾俞穴，按顺时针方向揉100次。完毕后再以相同方式揉另一侧脾俞穴。

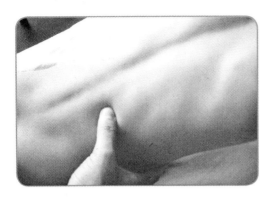

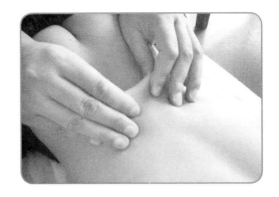

③右手拇指指腹着力于小儿背部一侧肾俞穴，按顺时针方向揉200次。完毕后再以相同方式揉另一侧肾俞穴。

④双手拇指与其他四指相对将小儿背部皮肤提起，自下而上捏脊5遍，后2遍注意每捏3下向上提1下。

生 长 痛

生长痛是由于孩子的身高增加迅速，小腿肌腱被牵拉，导致晚上出现腿痛（肌肉疲劳痛）。这种在休息时和晚上睡前发生疼痛，活动或玩耍时又不疼痛，腿部未见异常的现象，称为生理性疼痛。人们也常把这样的腿痛称为"生长性痛"（或称"一过性痛"）。一般在 5～7 岁的儿童中最多见。

治疗应舒筋活血、消除疲劳。

◇ 操作方法 ◇

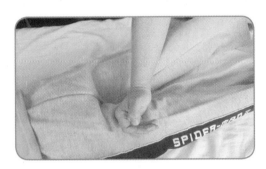

①用滚法放松大腿后方肌肉。

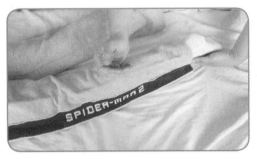

②用滚法放松小腿后方肌肉。

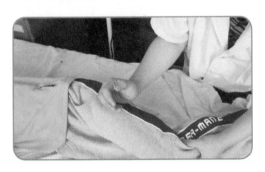

③用滚法放松大腿外侧肌肉。

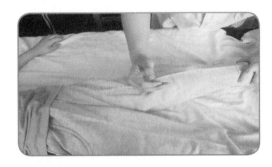

④用滚法放松大腿前方肌肉。

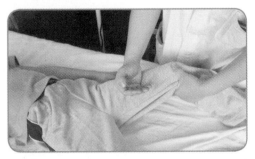

⑤用滚法放松大腿内侧肌肉。

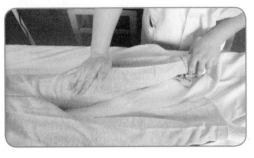

⑥用掌揉法放松膝关节周围。

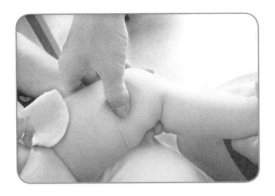

⑦右手拇指指腹着力于小儿血海穴，按揉100次，或至局部有酸胀感。

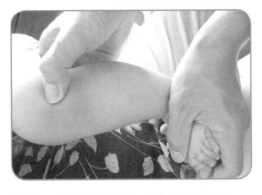

⑧右手拇指指腹着力于小儿外膝眼穴，按揉100次，或至局部有酸胀感。

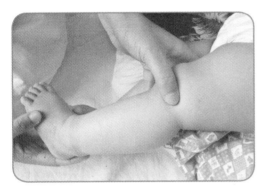

⑨右手拇指指腹着力于小儿膝阳关穴，按揉1分钟，或至局部有酸胀感。

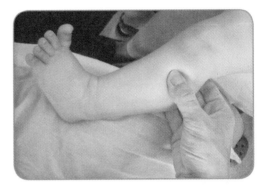

⑩右手拇指指腹着力于小儿腿部一侧足三里穴，顺时针揉100次。完毕后再以相同方式揉另一侧足三里穴。

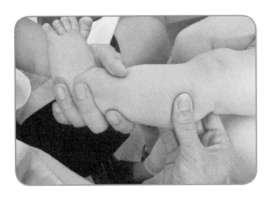

⑪右手拇指着力于小儿一侧阳陵泉穴，按揉1~3分钟，至有酸胀感。完毕后以同样方法按揉另一侧阳陵泉穴。

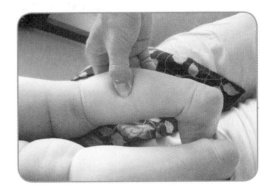

⑫右手拇指指腹着力于小儿承山穴，按揉100次，或至局部有酸胀感。

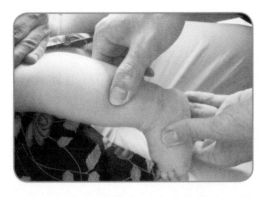

⑬右手拇指指腹着力于小儿绝骨穴，按揉100次，或至局部有酸胀感。

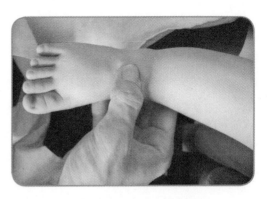

⑭右手拇指指腹着力于小儿解溪穴，按揉1分钟，或至局部有酸胀感。

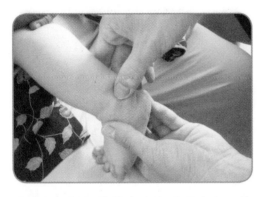

⑮右手拇指指腹着力于小儿昆仑穴，按揉100次，或至局部有酸胀感。

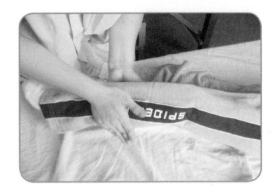

⑯自上而下搓双下肢3～5遍。

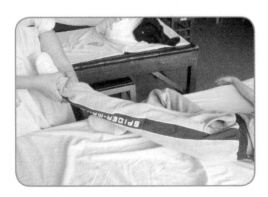

⑰轻轻抖动下肢3～5遍。

小 儿 单 纯 性 肥 胖

　　单纯性肥胖是指人体摄入的热量超过其消耗的热量，导致脂肪成分在体内积累过多而形成的肥胖。因青少年处于生长发育期，许多减肥方法，如饥饿疗法（也包括半饥饿疗法或者变相饥饿疗法）、服用药物减肥、手术减肥等均不适用。由于这些方法不仅影响青少年身体的发育，而且也不适合短期内快速减肥。因为体重在短期内剧烈的变化，可以引发水电解质和内循环的失衡、代谢紊乱，这对心血管、肝肾功能的损害极大，所以健康安全的推拿减肥方法是青少年单纯性肥胖患者的首选。

　　治疗应以化痰消积、通腑泻浊为原则。

　　常用推拿手法与穴位：①运内八卦、②清胃经、③清小肠、④清大肠、⑤清天河水、⑥退六腑、⑦揉中脘、⑧揉天枢、⑨揉关元、⑩揉中极、⑪揉肝俞、⑫揉胆俞、⑬揉脾俞、⑭揉胃俞、⑮揉大肠俞、⑯揉梁丘、⑰揉阳陵泉、⑱揉阴陵泉、⑲揉丰隆、⑳揉太冲、㉑揉公孙。

———— ◇ **操作方法** ◇ ————

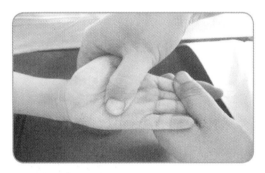

①左手固定住小儿左手，并以拇指指腹盖住小儿中指下离卦，右手拇指指腹着力，按顺时针方向运内八卦500次。

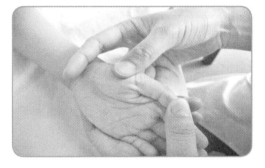

②右手拇指侧峰着力于小儿左手胃经，沿赤白肉际自腕横纹推向指根400次。

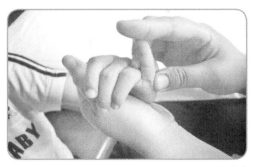

③右手拇指指腹着力于小儿左手小指外侧的小肠经，自指根推向指尖500次。

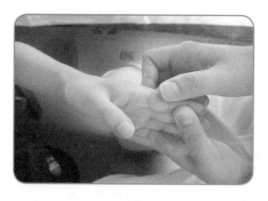

④右手拇指侧峰着力于小儿左手食指桡侧的大肠经，自指根推向指尖，共400次。

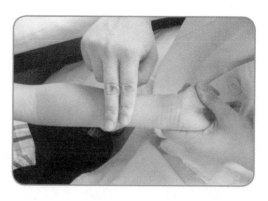

⑤右手食、中指并拢，着力于小儿前臂正中的天河水穴，自腕横纹推向肘横纹500次。

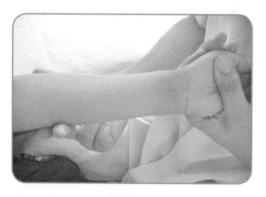

⑥右手食、中指并拢着力于小儿六腑穴，自肘向下直推至腕部300次。

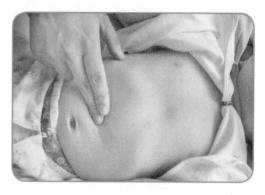

⑦右手食、中指并拢，着力于中脘穴，按揉2分钟。

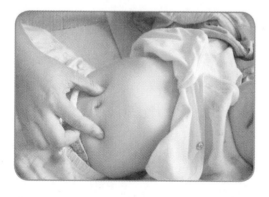

⑧右手拇、食指着力于小儿两侧天枢穴，按顺时针方向揉100次。

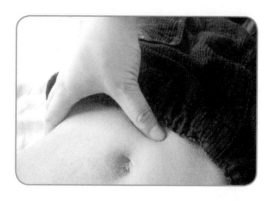

⑨右手拇指指腹着力于小儿下腹部关元穴，按顺时针方向做揉法100次。

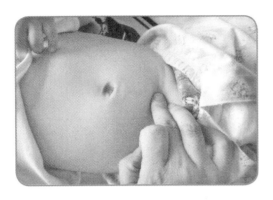

⑩右手中指指腹着力于小儿腹部中极穴，按顺时针方向做揉法100次。

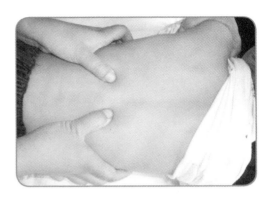

⑪双手拇指着力于小儿背部肝俞穴，按揉1～3分钟，或至有酸胀感。

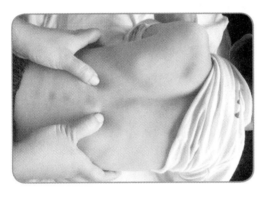

⑫双手拇指着力于小儿背部胆俞穴，按揉1～3分钟，或至有酸胀感。

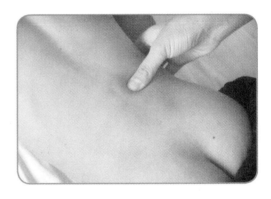

⑬右手拇指指腹着力于小儿背部一侧脾俞穴，按顺时针方向揉100次。完毕后再以相同方式揉另一侧脾俞穴。

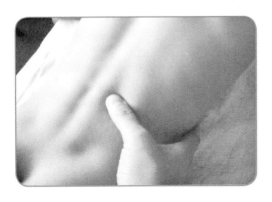

⑭右手拇指指腹着力于小儿背部一侧胃俞穴，按顺时针方向揉100次。完毕后再以相同方式揉另一侧胃俞穴。

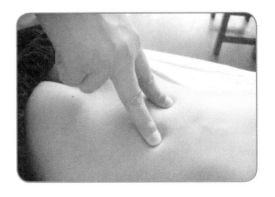

⑮右手食、中指分别按于小儿背部两侧大肠俞上，重揉该穴2～3分钟。

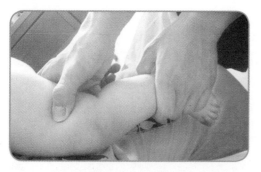

⑯右手拇指指腹着力于小儿梁丘穴，按揉100次，或至局部有酸胀感。

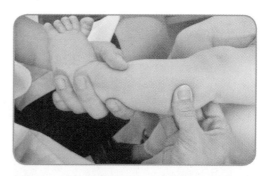

⑰右手拇指着力于小儿一侧阳陵泉穴，按揉1～3分钟，或至有酸胀感。完毕后以同样方法按揉另一侧阳陵泉穴。

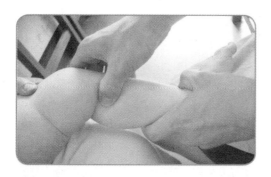

⑱右手拇指指腹着力于小儿阴陵泉穴，按揉100次，或至局部有酸胀感。

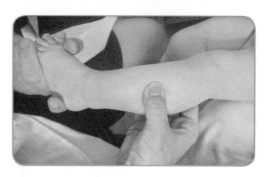

⑲右手拇指指腹着力于小儿丰隆穴，按揉100次，或至局部有酸胀感。

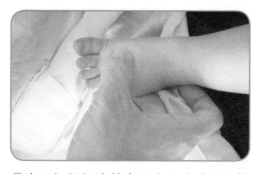

⑳右手拇指指腹着力于小儿太冲穴，按揉100次，或至局部有酸胀感

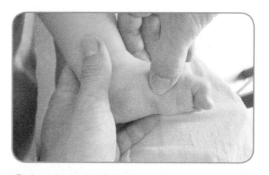

㉑右手拇指指腹着力于小儿公孙穴，按揉100次，或至局部有酸胀感。

专家提示

应鼓励单纯性肥胖患儿积极参加各种有氧健身操、跑步、游泳及球类活动，促进能量的消耗。严格控制饮食，坚持定时定量，作息时间要规律。

缺铁性贫血

　　缺铁性贫血是由于从食物摄取的铁不足，导致血红蛋白合成减少的一种贫血。本病以6个月至2岁的幼儿最多见。临床表现为面黄或苍白、唇口色淡、指甲淡白、体倦乏力、食欲不振等。

　　治疗应健脾补肾、益气养血。

　　常用推拿手法与穴位：①运内八卦、②揉板门、③补脾经、④补肾经、⑤揉二马、⑥揉足三里、⑦捏脊。

◇ 操作方法 ◇

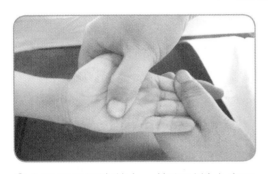

①右手拇指指腹着力，按顺时针方向运内八卦500次。

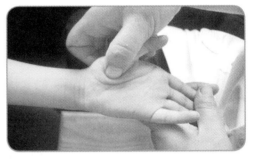

②右手拇指指腹着力于小儿左手板门穴，按揉400次。

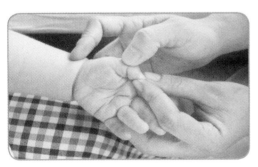

③右手拇指侧峰着力，推补脾经500次。

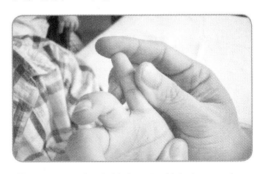

④右手拇指侧峰着力，推补肾经500次。

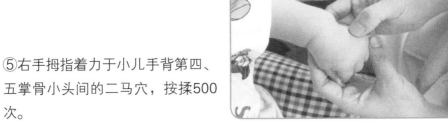

⑤右手拇指着力于小儿手背第四、五掌骨小头间的二马穴，按揉500次。

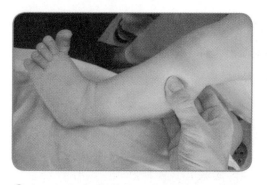

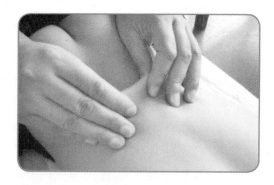

⑥右手拇指指腹着力于小儿腿部一侧足三里穴，按顺时针方向揉100次。完毕后再以相同方式揉另一侧足三里穴。

⑦双手拇指与其他四指相对将小儿背部皮肤提起，自下而上捏脊5遍，后2遍注意每捏3下向上提1下。

一、若伴有面黄无华、食欲不振、体倦乏力、大便溏薄、形体消瘦、舌质淡、舌苔薄白、脉细弱，可加①揉脾俞、②揉胃俞、③揉四缝。

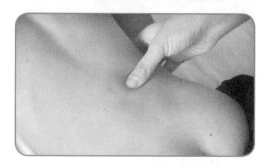

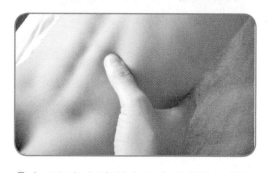

①右手拇指指腹着力于小儿背部一侧脾俞穴，按顺时针方向揉100次。完毕后再以相同方式揉另一侧脾俞穴。

②右手拇指指腹着力于小儿背部一侧胃俞穴，按顺时针方向揉100次。完毕后再以相同方式揉另一侧胃俞穴。

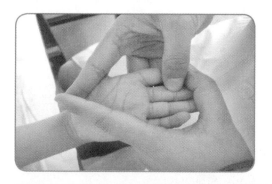

③右手拇指指尖着力于小儿左手四缝穴，按食、中、无名、小指的顺序按揉，每穴揉300次。

二、若伴有面色苍白、头发稀黄易脱、气短音低、夜间睡眠易惊、唇甲淡白，可加①揉心俞、②揉膈俞、③揉血海、④揉阴陵泉。

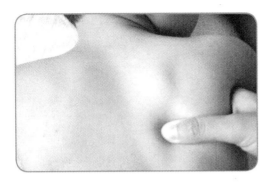

①右手拇指指腹着力于小儿背部一侧心俞穴，按揉100次。完毕后再以相同方式揉另一侧心俞穴。

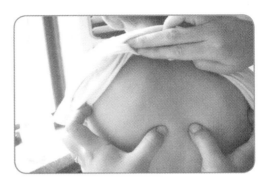

②双手拇指指腹着力于小儿膈俞穴，按揉1~2分钟，或至有酸胀感。

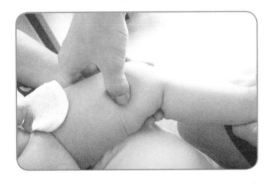

③右手拇指指腹着力于小儿血海穴，按揉1~2分钟，或至局部有酸胀感。

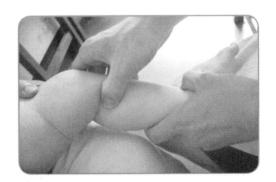

④右手拇指指腹着力于小儿阴陵泉穴，按揉100次，或至局部有酸胀感。

三、若伴有面色苍白，口唇黏膜色浅，食少，四肢乏力，精神萎靡，发育迟缓，囟门迟闭，方颅发稀，畏寒肢冷，舌质淡、舌苔白，脉沉细，可加①揉中脘、②揉脾俞、③揉胃俞、④揉肾俞、⑤擦八髎、⑥揉三阴交。

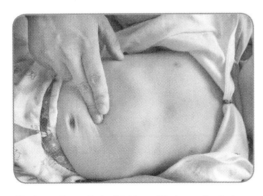

①右手食、中指并拢，着力于中脘穴，按揉2分钟。

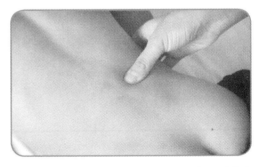

②右手拇指指腹着力于小儿背部一侧脾俞穴，按顺时针方向揉100次。完毕后再以相同方式揉另一侧脾俞穴。

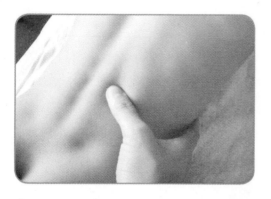

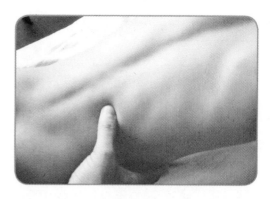

③右手拇指指腹着力于小儿背部一侧胃俞穴，按顺时针方向揉100次。完毕后再以相同方式揉另一侧胃俞穴。

④右手拇指指腹着力于小儿背部一侧肾俞穴，按顺时针方向揉200次。完毕后再以相同方式揉另一侧肾俞穴。

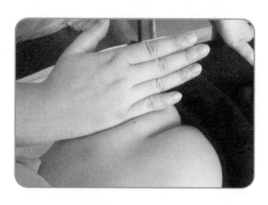

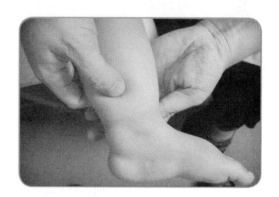

⑤右手小鱼际着力于小儿一侧八髎穴做擦法，反复操作2～3分钟，或至局部发热，同样方法操作另一侧。

⑥右手拇指指腹着力于小儿三阴交穴，按揉1分钟，或至局部有酸胀感。

专家提示

为防止小儿患缺铁性贫血，应合理喂养，及时添加辅食。一般4～5个月的婴儿应添加含铁丰富的食物，如新鲜菜泥、动物血、蛋黄、瘦肉、肝泥等。补铁时避免与大量牛奶同时饮用。纠正小儿挑食、偏食等不良习惯。

佝偻病

　　佝偻病是指由于婴幼儿体内维生素D缺乏，致使骨骼、神经、肌肉发生一系列病变。早期表现为多汗、烦躁、夜间哭闹，汗液刺激头皮使其不停摇头，造成枕部线性脱发。活动期出现骨性改变，如方颅、手镯脚镯样变、肋外翻、X型腿、O型腿，甚至出现脊柱弯曲。恢复期则表现为大部分症状消失，但较少数骨骼严重变形的可残留胸部及四肢畸形。因此，本病应早发现、早治疗，以免发生骨骼畸形。

　　治疗应健脾益肾，调和五脏。

　　常用推拿手法与穴位：①补脾经、②补肾经、③揉二马、④掐揉小天心、⑤揉中脘、⑥摩丹田、⑦搓摩胁肋、⑧揉脾俞、⑨揉胃俞、⑩揉肾俞、⑪捏脊、⑫擦八髎、⑬揉足三里、⑭揉三阴交。

◇ 操作方法 ◇

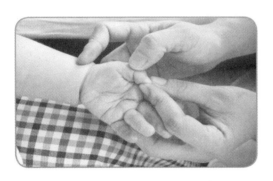

①右手拇指侧峰着力，推补脾经500次。

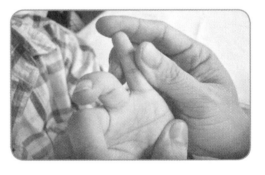

②右手拇指指腹着力，推补肾经500次。

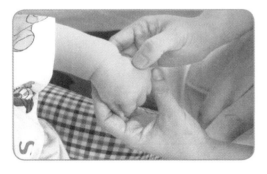

③右手拇指着力于小儿手背第四、五掌骨小头间的二马穴，按揉500次。

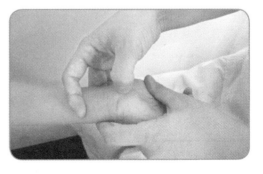

④右手拇指指尖着力于小儿左手小天心穴，进行掐揉法3～5遍。

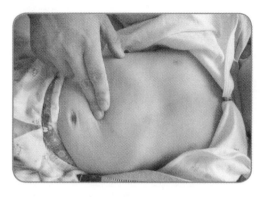

⑤右手食、中指并拢，着力于中脘穴，按揉2分钟。

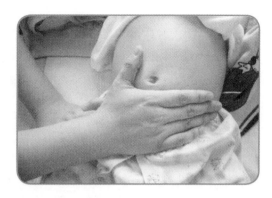

⑥右手掌掌心向下，贴于小儿丹田穴上，按顺时针方向做摩法100次。

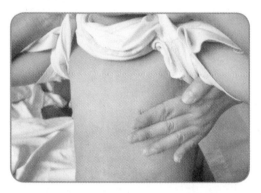

⑦双掌自小儿腋下向下搓摩至胁肋边缘，反复5~10遍。

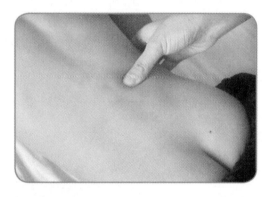

⑧右手拇指指腹着力于小儿背部一侧脾俞穴，按顺时针方向揉100次。完毕后再以相同方式揉另一侧脾俞穴。

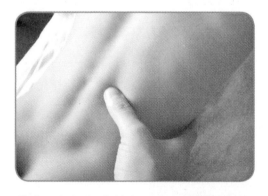

⑨右手拇指指腹着力于小儿背部一侧胃俞穴，按顺时针方向揉100次。完毕后再以相同方式揉另一侧胃俞穴。

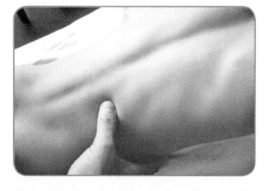

⑩右手拇指指腹着力于小儿背部一侧肾俞穴，按顺时针方向揉200次。完毕后再以相同方式揉另一侧肾俞穴。

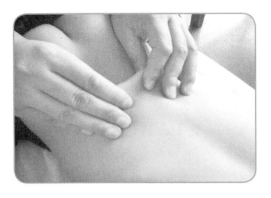

⑪双手拇指与其他四指相对将小儿背部皮肤提起，自下而上捏脊5遍，后2遍注意每捏3下向上提1下。

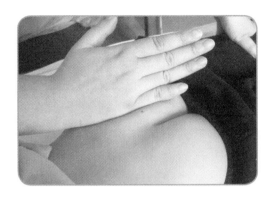

⑫右手小鱼际着力于小儿一侧八髎穴作擦法，反复操作2～3分钟，或至局部发热。完毕后以同样方法操作另一侧。

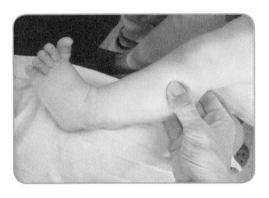

⑬右手拇指指腹着力于小儿腿部一侧足三里穴，按顺时针方向揉100次。完毕后再以相同方式揉另一侧足三里穴。

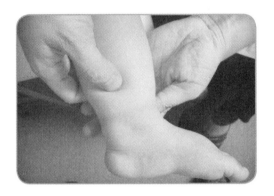

⑭右手拇指指腹着力于小儿三阴交穴，按揉1分钟，或至有酸胀感。

专家提示

四肢畸形的，可配合揉按局部肌肉、关节，利用矫形器纠正畸形。

五 迟 、 五 软

五迟是指小儿生长发育较正常迟缓，包括立迟、行迟、发迟、齿迟和语迟。立迟、行迟是指 2～3 岁还不能站立、行走（正常小儿 1 岁左右会走）；齿迟是指 12 个月未出牙或牙齿生长过慢（正常小儿 6 个月开始出牙，20～30 个月出齐）；语迟是指 1～2 岁还不会说话；发迟是指出生无发或少发，或以后头发稀疏。本病与肝肾亏损、心血不足有关。

治疗应滋补肝肾，兼补心脾。

常用推拿手法与穴位：①运内八卦、②补脾经、③补肾经、④揉二马、⑤揉肾顶、⑥揉心俞、⑦揉脾俞、⑧揉肾俞、⑨捏脊、⑩揉足三里、⑪揉三阴交、⑫揉涌泉。

◇ 操作方法 ◇

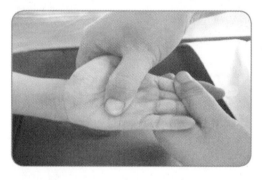

①左手固定住小儿左手，并以拇指指腹盖住小儿中指下离卦，右手拇指指腹着力，按顺时针方向运内八卦500次。

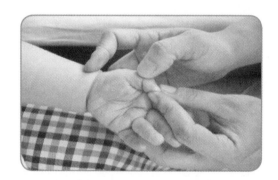

②右手拇指侧峰着力，推补脾经500次。

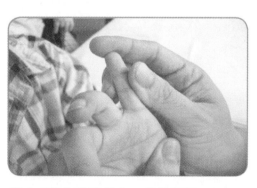

③右手拇指指腹着力，推补肾经500次。

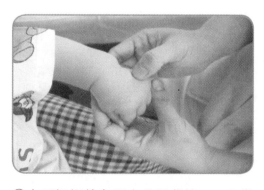

④右手拇指着力于小儿手背第四、五掌骨小头间的二马穴，按揉500次。

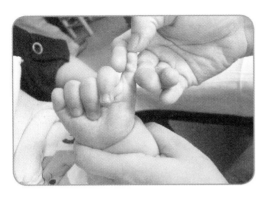

⑤右手拇指指尖着力于小儿左手小指尖的肾顶穴，按揉300次。

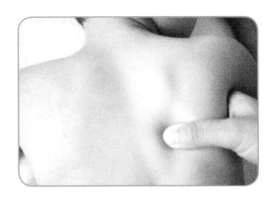

⑥右手拇指指腹着力于小儿背部一侧心俞穴，按揉100次。完毕后再以相同方式揉另一侧心俞穴。

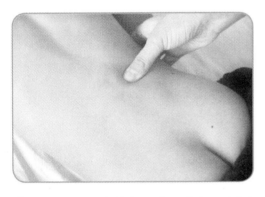

⑦右手拇指指腹着力于小儿背部一侧脾俞穴，按顺时针方向揉100次。完毕后再以相同方式揉另一侧脾俞穴。

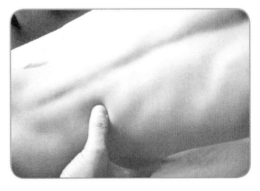

⑧右手拇指指腹着力于小儿背部一侧肾俞穴，按顺时针方向揉200次。完毕后再以相同方式揉另一侧肾俞穴。

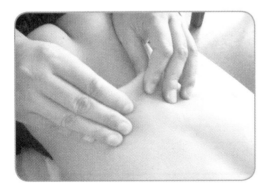

⑨双手拇指与其他四指相对将小儿背部皮肤提起，自下而上捏脊5遍，后2遍注意每捏3下向上提1下。

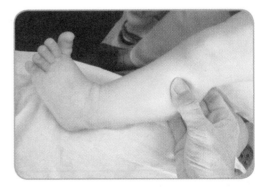

⑩右手拇指指腹着力于小儿腿部一侧足三里穴，按顺时针方向揉100次。完毕后再以相同方式揉另一侧足三里穴。

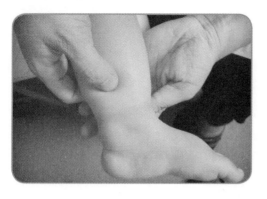

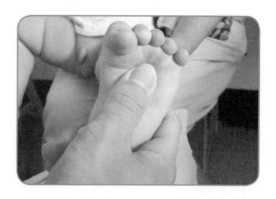

⑪右手拇指指腹着力于小儿三阴交穴，按揉1分钟，或至局部有酸胀感。

⑫右手拇指指腹着力，分别按揉小儿双侧涌泉穴各300次。

　　五软指头颈、口、手、足、肌肉软。婴儿周岁前头仍不能抬为头颈软（正常2个月勉强抬头）；咀嚼乏力，口常流涎为口软；手臂不能握举为手软；2～3岁不能站立、行走为足软；肌肉松弛虚软，活动乏力为肌肉软。本病多因先天禀赋不足或出生后营养不良所致。

　　治疗以培补脾肾、益气养血为原则。

　　常用推拿手法与穴位：①运内八卦、②补脾经、③补肾经、④揉二马、⑤摩腹、⑥揉关元、⑦揉心俞、⑧揉脾俞、⑨揉肾俞、⑩捏脊、⑪揉足三里、⑫揉涌泉。

◇ 操作方法 ◇

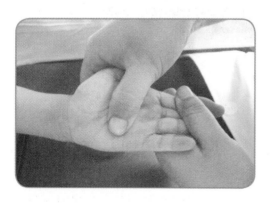

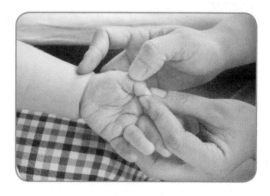

①左手固定住小儿左手，并以拇指指腹盖住小儿中指下离卦，右手拇指指腹着力，按顺时针方向运内八卦500次。

②右手拇指侧峰着力推补脾经500次。

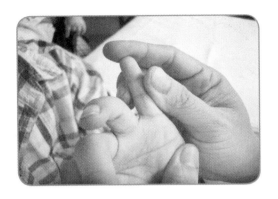

③右手拇指指腹着力，推补肾经500次。

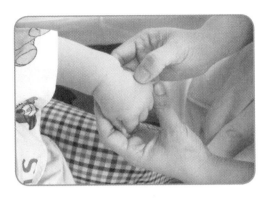

④右手拇指着力于小儿手背第四、五掌骨小头间的二马穴，按揉500次。

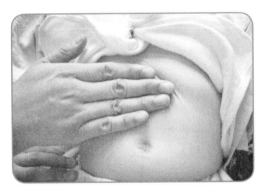

⑤右手掌掌心向下，贴于小儿腹壁上，顺时针摩腹100～300次，至腹部柔软。

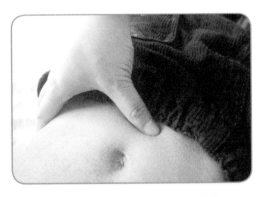

⑥右手拇指指腹着力于小儿下腹部关元穴，按顺时针方向做揉法100次。

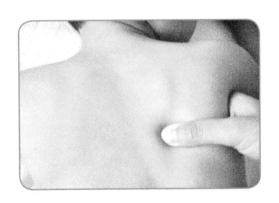

⑦右手拇指指腹着力于小儿背部一侧心俞穴，按揉100次。完毕后再以相同方式揉另一侧心俞穴。

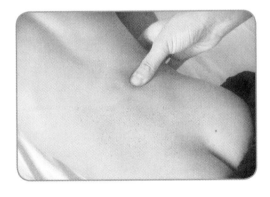

⑧右手拇指指腹着力于小儿背部一侧脾俞穴，按顺时针方向揉100次。完毕后再以相同方式揉另一侧脾俞穴。

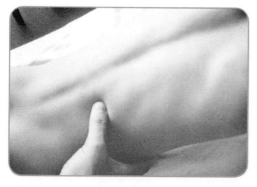

⑨右手拇指指腹着力于小儿背部一侧肾俞穴，按顺时针方向揉200次。完毕后再以相同方式揉另一侧肾俞穴。

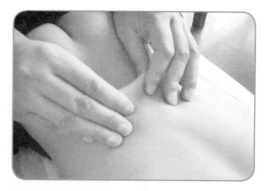

⑩双手拇指与其他四指相对将小儿背部皮肤提起，自下而上捏脊5遍，后2遍注意每捏3下向上提1下。

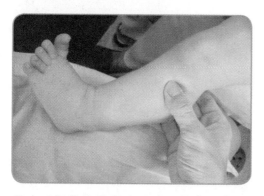

⑪右手拇指指腹着力于小儿腿部一侧足三里穴，按顺时针方向揉100次。完毕后再以相同方式揉另一侧足三里穴。

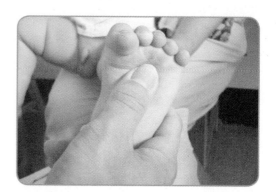

⑫右手拇指指腹着力，分别按揉小儿双侧涌泉穴各300次。

一、头面部症状较重者，可加①揉风府、②揉哑门、③揉百会、④揉四神聪。

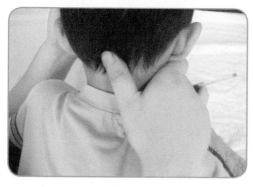

①右手拇指指腹着力于小儿后颈部风府穴，进行揉法1分钟。

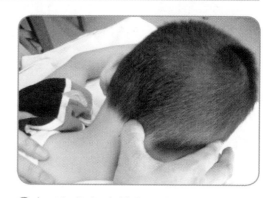

②右手拇指指腹着力于小儿颈后部哑门穴，按揉1分钟。

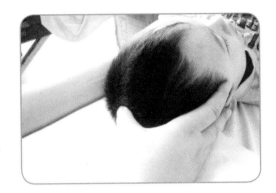

③右手拇指指腹着力于小儿头顶百会穴，按揉1分钟。

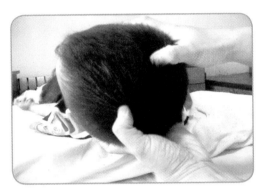

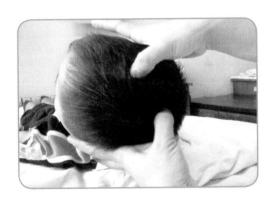

④双手拇指指腹着力于小儿头顶四神聪穴，每穴按揉100次。

二、上肢症状较重者，可加①揉肩髃、②揉肩贞、③揉天宗、④揉曲池、⑤揉内关、⑥揉外关、⑦揉神门、⑧揉鱼际、⑨揉合谷。

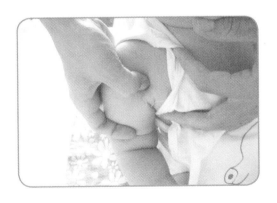

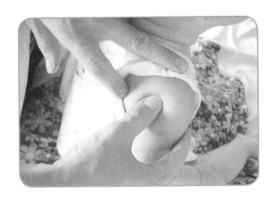

①右手拇指指腹着力于小儿肩前部的肩髃穴，按揉300次。

②右手拇指指腹着力于小儿肩后部的肩贞穴，按揉300次。

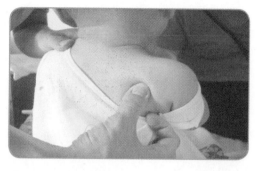

③右手拇指指腹着力于小儿肩胛部的天宗穴，按揉300次。

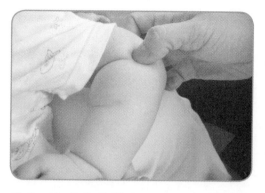

④右手拇指指腹着力于小儿肘部的曲池穴，其余四指托住小儿肘部，拇指向四指侧进行拿揉法5～10次。

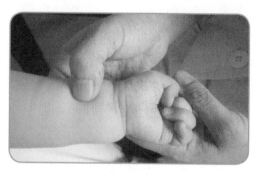

⑤右手拇指指腹着力于小儿左手臂内关穴，按揉400次。

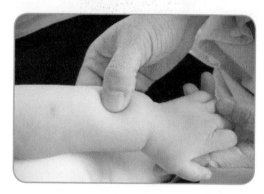

⑥右手拇指指腹着力于小儿左手臂外关穴，按揉400次。

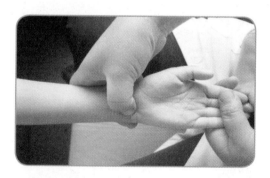

⑦右手拇指指腹着力于小儿左手神门穴，按揉300次。

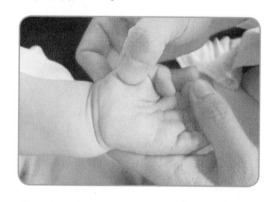

⑧用右手拇指指腹着力于小儿左手鱼际穴，按揉400次。

⑨右手拇指指腹着力于小儿虎口部的合谷穴，其余四指托住小儿手掌，拇指向四指侧进行按揉法300次。

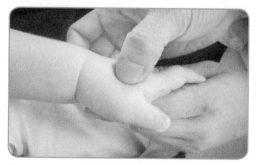

三、下肢症状较重者，可加①揉环跳、②揉承扶、③揉风市、④揉外膝眼、⑤揉阳陵泉、⑥揉绝骨、⑦揉太溪、⑧揉昆仑。

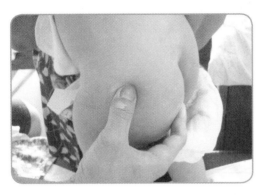

①右手拇指指腹着力于小儿臀部环跳穴，按揉100次，或至有酸胀感。

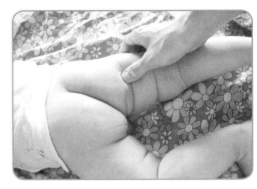

②右手拇指指腹着力于小儿臀横纹中间的承扶穴，按揉100次，或至有酸胀感。

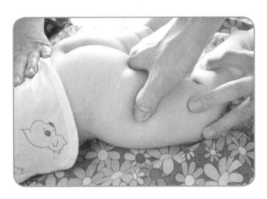

③右手拇指指腹着力于小儿大腿外侧的风市穴，按揉100次，或至局部有酸胀感。

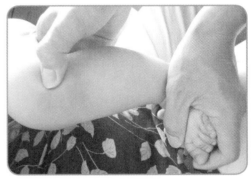

④右手拇指指腹着力于小儿外膝眼穴，按揉100次，或至局部有酸胀感。

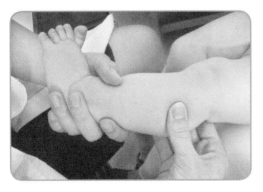

⑤右手拇指着力于小儿一侧阳陵泉穴，按揉1~3分钟，至有酸胀感。完毕后以同样方法按揉另一侧阳陵泉。

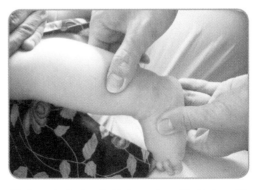

⑥右手拇指指腹着力于小儿绝骨穴，按揉100次，或至局部有酸胀感。

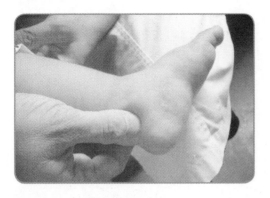 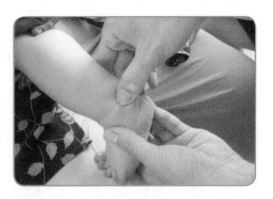

⑦右手拇指指腹着力于小儿太溪穴，按
揉300次，或至局部有酸胀感。

⑧右手拇指指腹着力于小儿昆仑穴，按
揉100次，或至局部有酸胀感。

专家提示

还可配合有针对性的功能锻炼，以增强肌肉的力量。

运动系统疾病

先天性肌性斜颈

先天性肌性斜颈是指患儿于出生后发现颈部一侧有梭状肿物，其方向与胸锁乳突肌一致，患儿头歪向患侧，脸转向健侧，伴有颜面部不对称，患侧眼、腮较健侧稍小。也有部分患儿一侧颈部肌肉表现为软弱乏力，不能支撑，还有少数因姿势不当而成为习惯性斜颈。

治疗应软化包块，增大颈部活动度。

◇ **操作方法** ◇

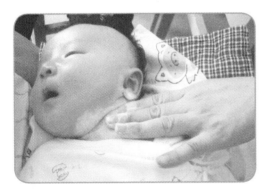

①患儿仰卧，头稍转向健侧。用手在包块局部进行轻柔按摩，重点按揉肌肉的周围，按揉5～10分钟，至包块稍软或温软。

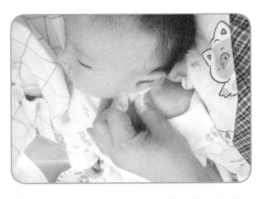

②用右手拇、食、中指捻肿块，约5分钟。

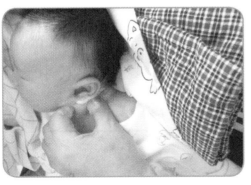

③用右手拇、食、中指提拿肿块，约3分钟。

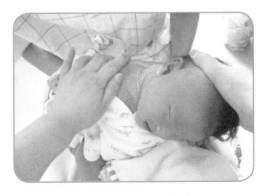

④面对患儿，一手按患侧肩部，另一手把住患儿头部，将患儿头推向健侧，使之保持倾斜约半分钟，反复10～30次，以患儿耐受为度。

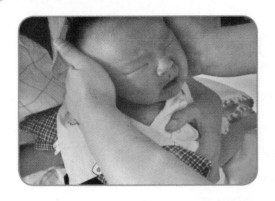

⑤双手托患儿下颌两侧，将患儿头向患侧肩部扭转至最大角度，反复10~30次。

专家提示

　　姿势矫正对斜颈的孩子非常重要。如在哺乳时孩子取向患侧扭转的姿势；仰卧位睡觉时，将头部调整到正常位置或稍偏向健侧的位置；卧位时，使阳光或灯光照在病侧，发声和发光的玩具以及电视机、录音机等声音也要来自病侧。只有加强训练，才会使颈部尽量向健侧扭转。

脊柱侧弯

　　脊柱侧弯是指儿童脊柱向一侧弯曲，整个脊梁骨呈"S"形、背部的一侧局限性隆起。轻度脊柱侧弯者仅在家长为其洗澡或更换内衣时偶然被发现，患儿站立时可发现两侧肩膀一高一低，不在同一平面；重度弯曲的患儿不仅有体态上的改变，还可引起内脏功能紊乱。

　　推拿疗法适用于脊椎关节柔韧度较好、有代偿能力的脊柱侧弯患儿，而脊椎关节严重变形、柔韧性差的则需手术治疗。

　　治疗应舒筋通络，矫正畸形。

◇ 操作方法 ◇

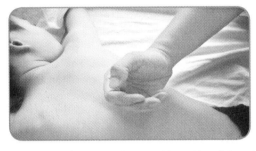

①患儿取俯卧位，操作者位于其一侧，从颈部风池穴起，沿两侧骶棘肌，经胸段直至腰骶段用滚法往返操作。反复3～5遍。

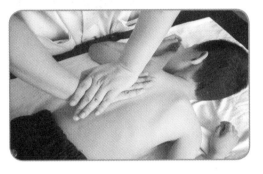

②患儿取俯卧位，操作者双手交叠，按压背部隆起部位骶棘肌，自上而下往返1～2分钟，使整个背部肌肉完全放松。

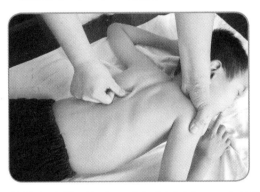

③结合脊柱X线片，进行侧弯矫正。患儿取俯卧位，操作者手拇指置于凸出一侧的棘突向对侧推挤，另一手托住对侧肩膀前部做向后伸展运动，双手同时相对用力共同完成操作。

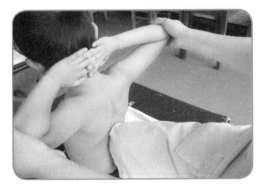

④再用膝关节抵住侧突部位，双手将患儿双肘向后拉做被动挺胸运动，并嘱患儿缓慢深呼吸配合挺胸动作。

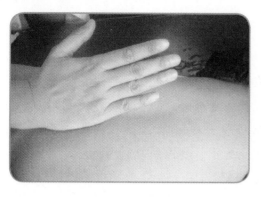

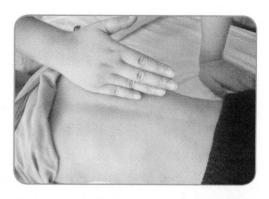

⑤右手小鱼际着力于小儿督脉进行擦法，反复操作2～3分钟，或至局部发热。

⑥右手小鱼际着力于小儿一侧膀胱经进行擦法，反复操作2～3分钟，或至局部发热。完毕后再以同样方法操作另一侧。

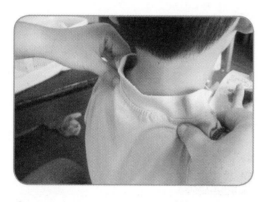

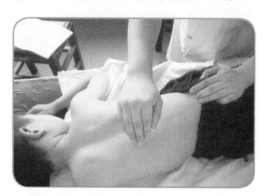

⑦双手拇指与其他四指相对用力，在小儿两侧肩井穴进行拿法，反复3～5遍。

⑧自上而下拍打脊背2～3遍。

专家提示

可结合牵引治疗及穿塑料或钢背心来纠正畸形。

拇指腱鞘炎

拇指腱鞘炎是指大拇指弯曲不能伸直，不痛，发病部位在掌骨头相对应的屈指肌腱腱鞘的起始部分，此处肌腱呈梭形或葫芦形结节，大小如豆粒，肌腱滑动发生困难，被动伸直时可听到弹响声，故又称弹响指。

治疗应理筋散结。

◇ 操作方法 ◇

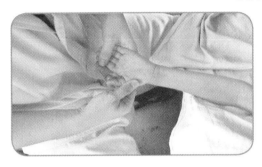

①用捻法在患指的掌指关节周围施术，至局部发红，时间约5分钟。

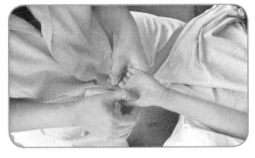

②拇指和食指捏住患指结节部位，用拇指指腹按揉结节，至结节变软，时间2～5分钟。

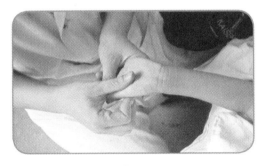

③左手拇指按在患指结节部位，右手捏住患指末节，反复屈伸患儿拇指远端指关节。此时操作者可感觉到结节在左手指下松动，反复操作5～10次，直至患儿拇指伸直。

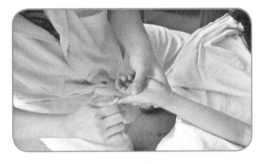

④以右手拇指指腹用擦法紧贴已经伸直的患指肌腱反复操作，至局部发热。时间1～2分钟。

⑤用塑料片做的指套将患指套住，并用橡皮筋固定，固定时间30分钟至3小时。以患儿耐受为度，注意不要固定太紧，以免影响拇指的血液循环。

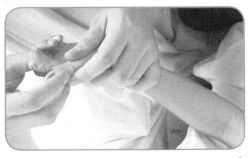

踝 关 节 扭 伤

　　踝关节扭伤是由于行走、跑步、跳跃时，踝关节向外或向内翻，导致踝关节韧带损伤或断裂的一种病症，以外踝损伤最为常见。临床症状表现为脚踝部明显肿胀疼痛，伤处有明显压痛及皮下瘀血，脚不能着地。

　　治疗应活血化瘀、理筋整复。

◇ 操作方法 ◇

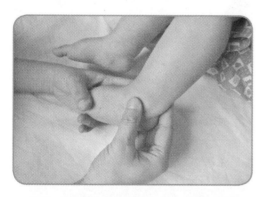

①患儿仰卧位，操作者左手固定足部，右手拇指在外踝关节周围进行轻柔缓和的按揉，时间为2～5分钟。

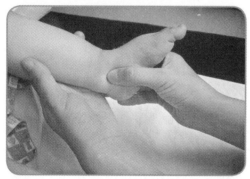

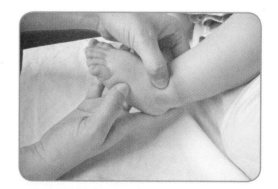

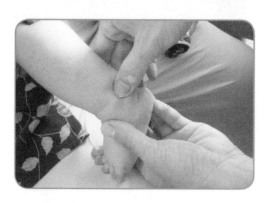

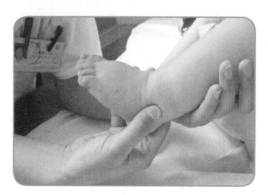

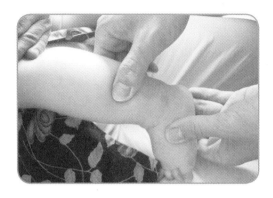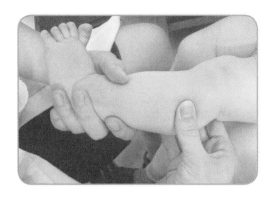

②拇指按揉太溪、丘墟、昆仑、申脉、绝骨、阳陵泉穴，力量由轻到重，每穴操作1~3分钟。

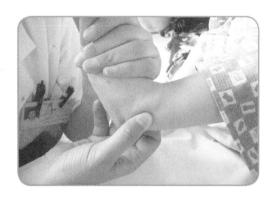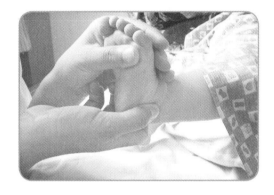

③左手握住脚掌前部，右手握住脚跟部，右手拇指按在外踝伤处，两手稍用力向下牵引，反复使踝关节轻度内翻和外翻。反复操作3~5遍。

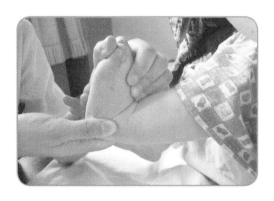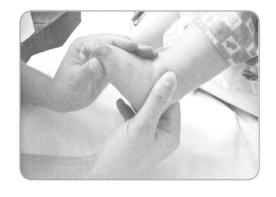

④双手以与③同样的姿势固定患儿脚踝，在拔伸的同时将踝关节尽量背伸。反复操作3~5遍。

⑤双手以与③同样的姿势固定患儿脚踝，做环转运动。反复操作3~5遍。

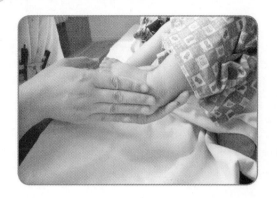

⑥以右手掌轻擦患儿脚腕损伤部位，以局部发红透热为度。

专家提示

在踝关节扭伤的急性期，手法要轻柔和缓，以免加重损伤性出血，同时不要热敷。而在恢复期，手法可适当加重，还可配合应用活血通络中药外洗并热敷。

踝关节扭伤严重者，应到医院拍X片检查，排除骨折和脱位，并根据病情给予适当固定，不宜过多活动脚腕，待1～2周后方可进行功能锻炼。

泌尿系统疾病

遗　尿

遗尿是指小儿3岁以后，睡眠中不自觉排尿，俗称"尿床"。多发生在夜间，因患儿睡眠较深，不易觉醒，每夜或间歇发生尿床。轻者数夜1次，重者一夜多次。本病与小儿肾气不足、膀胱郁热有关。

治疗应温补脾肾，约束水道。

常用推拿手法与穴位：①补脾经、②补肾经、③推三关、④揉丹田、⑤揉肾俞、⑥揉命门、⑦揉三阴交、⑧揉百会。

────── ◇ **操作方法** ◇ ──────

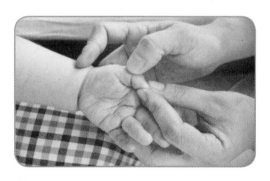

①右手拇指侧峰着力于小儿左手拇指桡侧的脾经，自指尖推向指根补脾经500次。

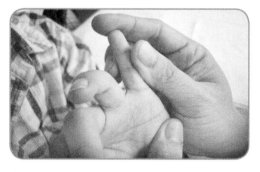

②右手拇指指腹着力，推补肾经500次。

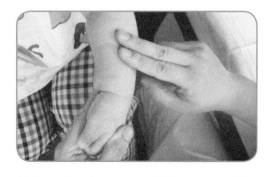

③右手食、中指并拢，着力于小儿前臂桡侧的三关穴，自腕横纹推向肘横纹500次。

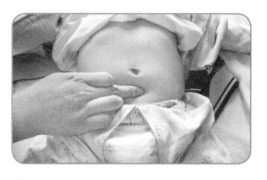

④右手中指着力于小儿丹田穴，进行揉法200次。

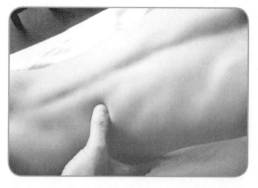

⑤右手拇指指腹着力于小儿背部一侧肾俞穴，顺时针揉200次。完毕后再以相同方式揉另一侧肾俞穴。

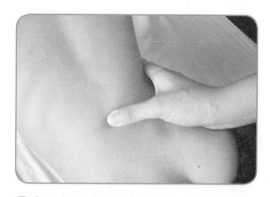

⑥右手拇指指腹着力于小儿背部命门穴，按揉100次。

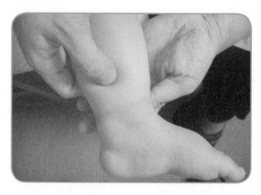

⑦右手拇指指腹着力于小儿三阴交穴，按揉1分钟，或至局部有酸胀感。

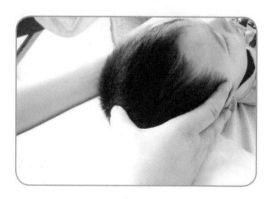

⑧右手拇指指腹着力于小儿头顶百会穴，按揉1~3分钟。

一、若伴有面色苍白、时常出虚汗、精神萎靡不振、智力欠佳、腰酸腿软、小便量多色清，可加①揉肾顶、②补脾经、③揉外劳宫、④揉涌泉。

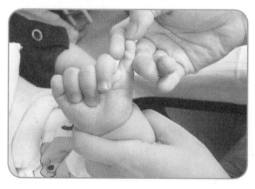

①右手拇指指尖着力于小儿左手小指尖的肾顶穴，按揉300次。

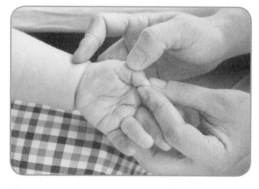

②右手拇指侧峰着力，推补脾经500次。

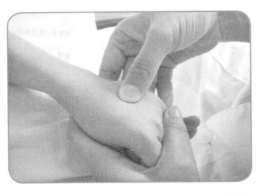

③右手拇指指腹着力于小儿手背外劳宫穴，揉500次。

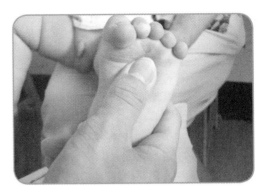

④右手拇指指腹着力，分别按揉小儿双侧涌泉穴各300次。

二、若伴有小便味腥臊难闻、尿色较黄，可加①清肝经、②清小肠、③清天河水、④退六腑。

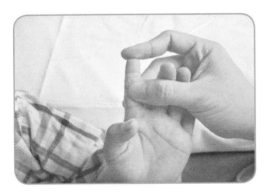

①右手拇指指腹着力于小儿左手食指掌面的肝经，自指根推向指尖500次。

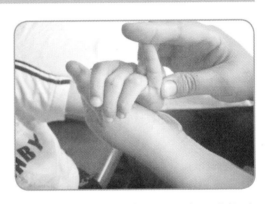

②右手拇指指腹着力于小儿左手小指外侧的小肠经，自指根推向指尖500次。

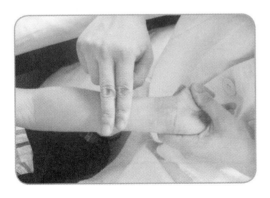

③右手食、中指并拢，着力于小儿前臂正中的天河水穴，自腕横纹推向肘横纹500次。

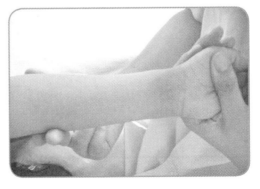

④右手食、中指并拢着力于小儿六腑穴，自肘向下直推至腕部300次。

专家提示

小儿要养成按时排尿的习惯，白天玩耍时不要过度兴奋，睡前2小时不要饮水或进食流质食物，入睡后家长应定时叫醒起床排尿。

尿潴留

尿潴留是由于尿道狭窄，或有血块、结石堵塞尿道，或由于中枢神经或周围神经的损伤、炎症等疾病，导致尿道不通畅，从而造成大量尿液蓄积在膀胱中而不能排出或排出不畅的病症。中医称此病为"癃闭"，多与膀胱湿热阻滞、肾阳不足、命门火衰有关。

治疗应清利湿热，通阳化气。

常用推拿手法与穴位：①清小肠、②清天河水、③摩丹田、④揉中极、⑤揉水道、⑥揉小肠俞、⑦揉三焦俞、⑧揉膀胱俞、⑨推箕门、⑩揉三阴交。

◇ 操作方法 ◇

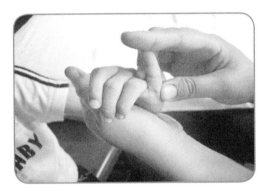

①右手拇指指腹着力于小儿左手小指外侧的小肠经，自指根推向指尖500次。

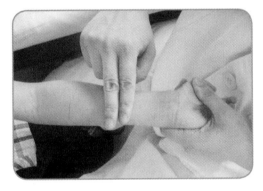

②右手食、中指并拢，着力于小儿前臂正中的天河水穴，自腕横纹推向肘横纹500次。

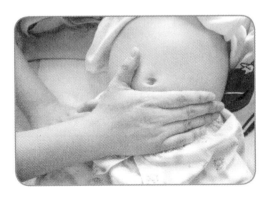

③右手掌掌心向下，贴于小儿丹田穴上，按顺时针方向做摩法100次。

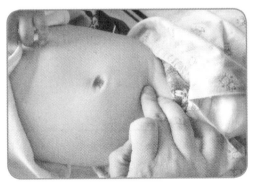

④右手中指指腹着力于小儿腹部中极穴，按顺时针方向做揉法100次。

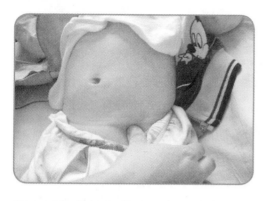

⑤右手拇指指腹着力于小儿腹部水道穴，按顺时针方向做揉法100次。完毕后以相同方式操作另一侧。

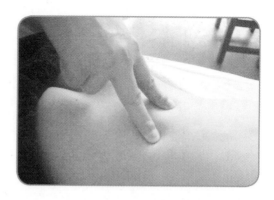

⑥右手食、中指分别按于小儿背部两侧小肠俞穴上，按揉该穴2分钟。

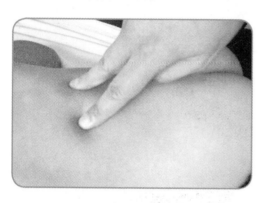

⑦右手食、中指分别按于小儿背部两侧三焦俞穴上，按揉该穴2分钟。

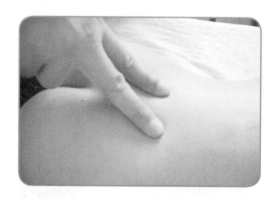

⑧右手食、中指分别按于小儿背部两侧膀胱俞穴上，按揉该穴2分钟。

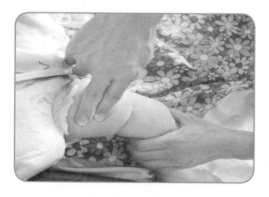

⑨右手食、中指并拢着力于小儿箕门穴，自膝部推向大腿内侧，反复操作100次。

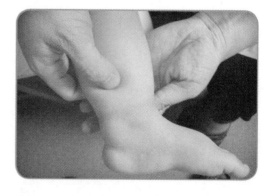

⑩右手拇指指腹着力于小儿三阴交穴，按揉1分钟，或至局部有酸胀感。

一、若患儿小便不通畅，尿色黄赤，舌质红、舌苔黄腻，可加①清肺经、②清肝经、③揉气海、④揉关元。

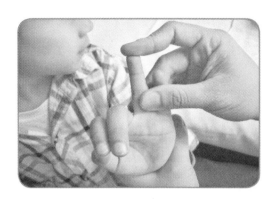

①右手拇指指腹着力于小儿左手肺经，自指根推向指尖500次。

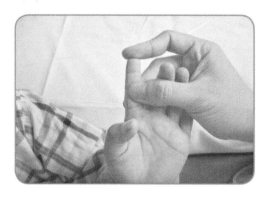

②右手拇指指腹着力于小儿左手食指掌面的肝经，自指根推向指尖500次。

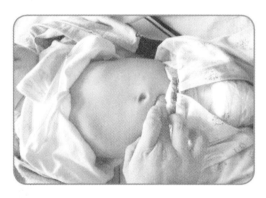

③右手中指指腹着力于小儿腹部气海穴，进行顺时针揉法100次。

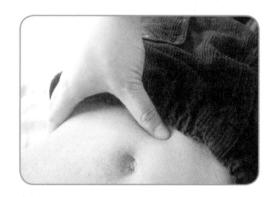

④右手拇指指腹着力于小儿下腹部关元穴，进行顺时针揉法100次。

二、若患儿小便不通，伴有排尿无力，面色白，四肢不温，水肿，舌质淡、苔白，可加①补脾经、②补肾经、③揉二马、④揉肾俞、⑤揉三焦俞、⑥揉命门、⑦擦八髎。

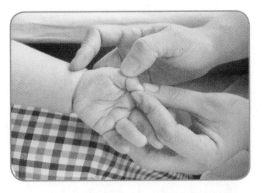

①右手拇指侧峰着力，推补脾经500次。

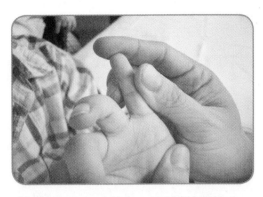

②右手拇指指腹着力，推补肾经500次。

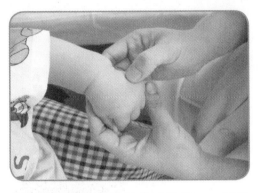

③右手拇指着力于小儿手背第四、五掌骨小头间的二马穴，按揉500次。

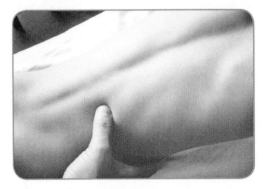

④右手拇指指腹着力于小儿背部一侧肾俞穴，按顺时针方向揉200次。完毕后再以相同方式揉另一侧肾俞穴。

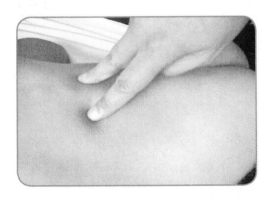

⑤右手食、中指分别按于小儿背部两侧三焦俞穴上，按揉该穴2分钟。

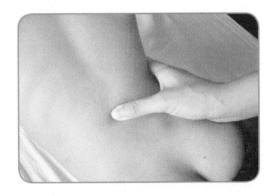

⑥右手拇指指腹着力于小儿背部命门穴，按揉100次。

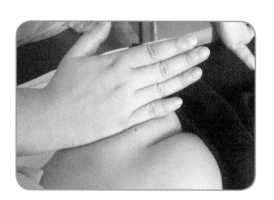

⑦右手小鱼际着力于小儿一侧八髎穴进行擦法，反复操作2～3分钟，或至局部发热。完毕后以同样方法操作另一侧。

专家提示

注意腹部按摩时，手法要由轻到重，以患儿能忍受为度，切忌猛然用力。推拿无效者，应尽快到医院就诊，及早解除患儿痛苦。

尿　频

　　尿频是指小便次数增多，一般每天超过10次。此病每次尿量不多，痛或不痛，排尿急迫，甚至经常尿裤。中医学认为，本病主要是因为小儿体质虚弱、肾气不足而无力制约水道所致。婴幼儿在2岁以前因高级中枢神经发育不完善，出现尿频而不伴疼痛时，不为病态。

　　治疗应固涩下元。

　　常用推拿手法与穴位：①补脾经、②补肾经、③揉二马、④揉气海、⑤摩丹田、⑥揉关元、⑦揉中极、⑧揉水道、⑨揉小肠俞、⑩揉三焦俞、⑪揉膀胱俞、⑫揉箕门、⑬揉三阴交、⑭揉百会。

◇　操作方法　◇

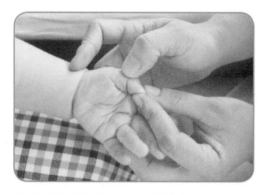

①右手拇指侧峰着力，推补脾经500次。

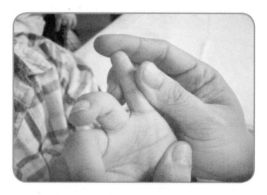

②右手拇指指腹着力，推补肾经500次。

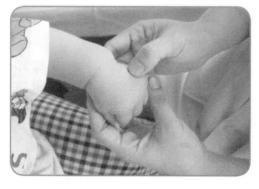

③右手拇指着力于小儿手背第四、五掌骨小头间的二马穴，按揉500次。

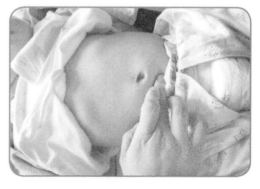

④右手中指指腹着力于小儿腹部气海穴，按顺时针方向做揉法100次。

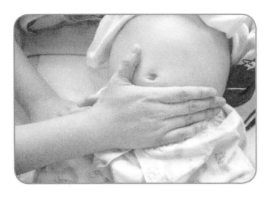

⑤右手掌掌心向下，贴于小儿丹田穴上，按顺时针方向做摩法100次。

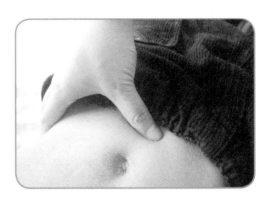

⑥右手拇指指腹着力于小儿下腹部关元穴，按顺时针方向做揉法100次。

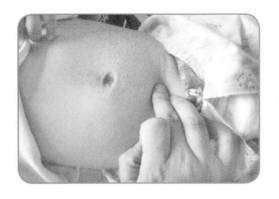

⑦右手中指指腹着力于小儿腹部中极穴，按顺时针方向做揉法100次。

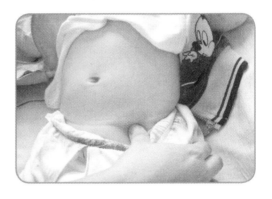

⑧右手拇指指腹着力于小儿腹部水道穴，按顺时针方向做揉法100次。完毕后以相同方式操作另一侧。

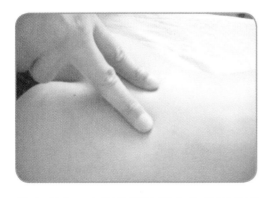

⑨右手食、中指分别按于小儿背部两侧小肠俞穴上，按揉该穴2分钟

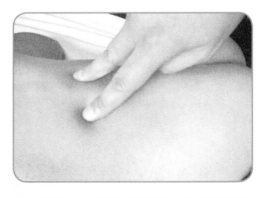

⑩右手食、中指分别按于小儿背部两侧三焦俞穴上，按揉该穴2分钟。

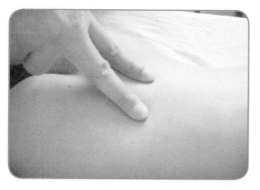

⑪右手食、中指分别按于小儿背部两侧膀胱俞穴上，按揉该穴2分钟。

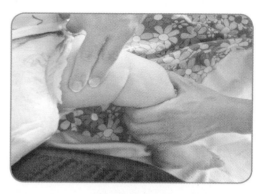

⑫右手食、中指并拢着力于小儿箕门穴，自膝部推向大腿内侧，反复操作100次。

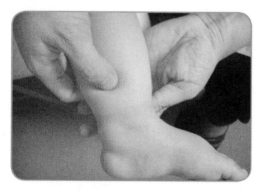

⑬右手拇指指腹着力于小儿三阴交穴，按揉1分钟，或至局部有酸胀感。

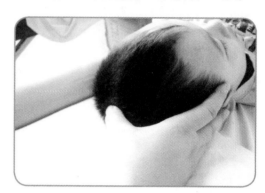

⑭右手拇指指腹着力于小儿头顶百会穴，按揉1分钟。

一、若患儿小便频数或不能自禁，尿色深黄、量少，口干舌燥，手足心热，两颧发红，舌质红、苔少，可加①清小肠、②清肝经、③清天河水、④揉阴陵泉。

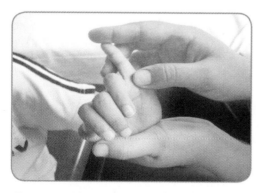

①右手拇指指腹着力于小儿左手小指外侧的小肠经，自指根推向指尖500次。

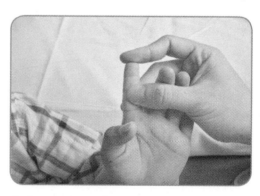

②右手拇指指腹着力于小儿左手食指掌面的肝经，自指根推向指尖500次。

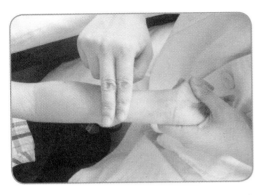

③右手食、中指并拢，着力于小儿前臂正中的天河水穴，自腕横纹推向肘横纹500次。

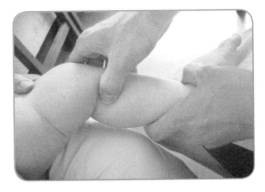

④右手拇指指腹着力于小儿阴陵泉穴，按揉100次，或至局部有酸胀感。

二、若患儿小便滴沥不尽、色白而清，面色白，腹部发凉或下肢水肿，少气懒言，舌质淡、苔薄白，可加①揉脾俞、②揉肾俞、③揉命门穴、④擦八髎、⑤搓涌泉。

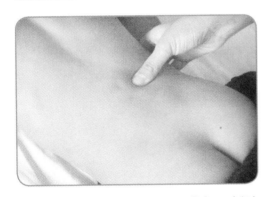

①右手拇指指腹着力于小儿背部一侧脾俞穴，按顺时针方向揉100次。完毕后再以相同方式揉另一侧脾俞穴。

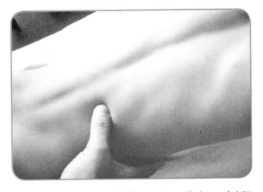

②右手拇指指腹着力于小儿背部一侧肾俞穴，按顺时针方向揉200次。完毕后再以相同方式揉另一侧肾俞穴。

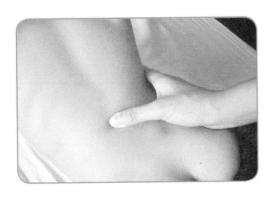

③右手拇指指腹着力于小儿背部命门穴，按揉100次。

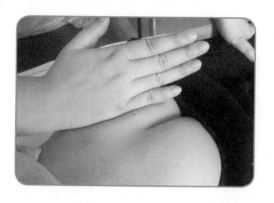

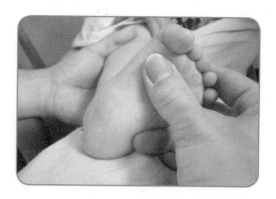

④右手小鱼际着力于小儿一侧八髎穴进行擦法，反复操作2~3分钟，或至局部发热。完毕后以同样方法操作另一侧。

⑤右手拇指指腹着力于小儿一侧涌泉穴，反复搓揉1~2分钟，直到局部发热。

专家提示

　　对泌尿系感染所致的尿频，还需应用相应的抗生素治疗。也可配合具有滋阴清热、补肾益气的中成药，如六味地黄丸等，以提高疗效。

家庭保健

　　小儿保健推拿是在小儿无病的情况下，根据小儿的生理特点而设计和采用的推拿方法，具有促进小儿生长发育、预防疾病发生的作用。其操作具有手法轻、用穴少、方法简便、无痛苦、安全可靠等特点，因此易于被小儿接受。

　　小儿以脾胃病和肺系疾病居多，本篇主要介绍脾胃保健法和预防感冒保健法。

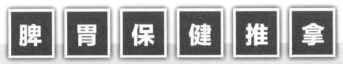

脾　胃　保　健　推　拿

　　中医学认为，"脾为后天之本"。小儿生长发育全靠脾胃的消化吸收提供所需营养。中医认为，小儿"脾常不足"，脾胃功能较差，再加上饮食寒热不辨、饥饱不知，因此很容易使脾胃功能失调，而出现呕吐、腹胀、腹泻、腹痛、疳积等消化道疾病，进而影响小儿的正常生长和发育。

　　脾胃保健法的目的是强健脾胃功能，促进小儿生长发育。

　　常用推拿手法与穴位：①补脾经、②运八卦、③揉足三里、④摩腹、⑤捏脊。

◇ 操作方法 ◇

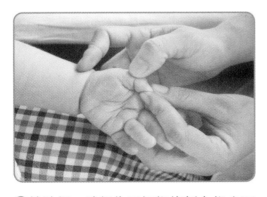

①补脾经：脾经位于拇指桡侧自指尖至指根的区域。操作时屈其拇指，沿拇指桡侧缘从指尖推向指根，约500次。

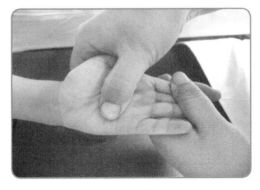

②运内八卦：以手掌中心为圆心，以圆心至中指根横纹约2/3为半径画圆，推运一圈为一次，共运300次。

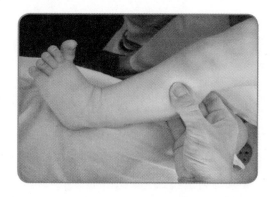

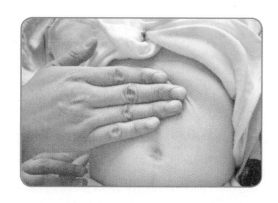

③揉足三里：足三里位于外膝下3寸，胫骨外侧约一横指。操作时按揉两侧穴位各300次。

④摩腹：小儿取仰卧位，术者的掌心或四指并拢置小儿腹部，按顺时针方向揉摩整个腹部500次。

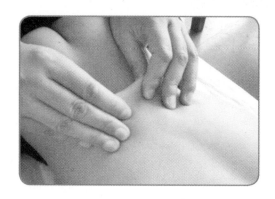

⑤捏脊：患儿取俯卧位，暴露脊背，先用食、中两指在脊柱两侧自上而下轻轻按揉2～3遍，再行捏脊3～5遍，最后用双手拇指在脾俞、肾俞、肺俞等穴位各重按3～5下，以加强疗效。

防感冒保健推拿

小儿"肺常不足"，经脉未盛，肺脏娇嫩，故邪气易由表而入，侵袭于肺，影响肺的正常功能，出现咳嗽、哮喘、肺炎等。而肺气又依赖脾散发之精微充养，脾健肺气则能自固，脾虚则肺气亦弱。

防感冒保健法的目的是增强肺脏功能，提高对外邪的抵抗能力，预防外感病的发生。

常用推拿手法与穴位：①清肺经、②补脾经、③揉外劳宫、④清胃经、⑤开璇玑、⑥拿风池、⑦擦背部两侧膀胱经、⑧擦督脉、⑨捏脊、⑩搓涌泉。

◇ 操作方法 ◇

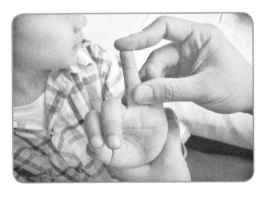

①右手拇指指腹着力于小儿左手肺经，自指根推向指尖500次。

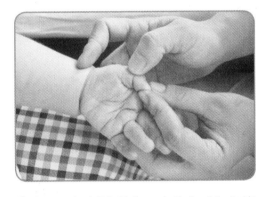

②右手拇指侧峰着力于小儿左手拇指桡侧的脾经，自指尖推向指根，进行补脾经500次。

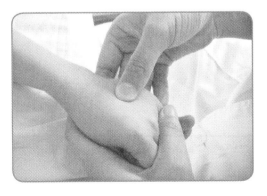

③右手拇指指腹着力于小儿手背外劳宫穴，揉500次。

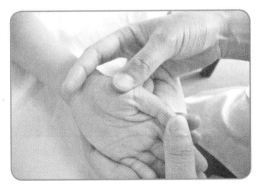

④右手拇指侧峰着力于小儿左手胃经，沿赤白肉际自腕横纹推向指根400次。

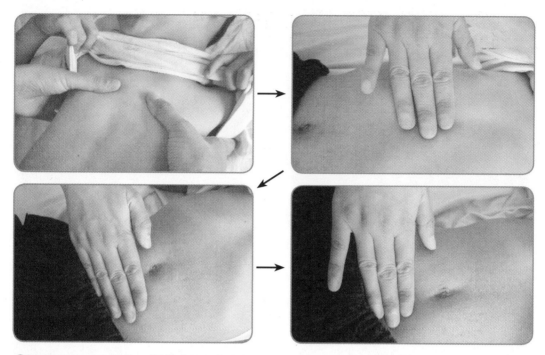

⑤开璇玑分四步操作：操作者双手拇指置于小儿璇玑穴，沿胸肋由上往下向两旁分推；分推至肋缘后，改为用右手食、中、无名指，从剑突向脐直推；推至脐后，再用右手掌面进行摩腹；摩腹3～5遍后再用右手食、中、无名指从脐向下直推到耻骨联合。反复操作3～5遍。

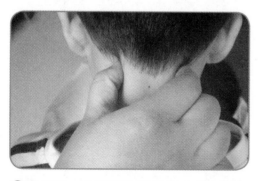

⑥右手拇、食两指分别置于小儿两侧风池穴，相对用力进行提拿法5～10次。

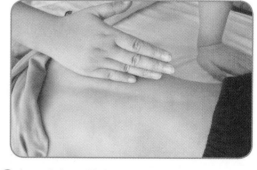

⑦右手小鱼际着力于小儿一侧膀胱经进行擦法，反复操作2～3分钟，或至局部发热，完毕后再以同样方法操作另一侧。

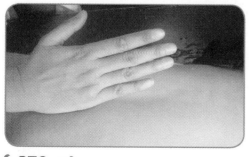

⑧右手小鱼际着力于小儿督脉进行擦法，反复操作2～3分钟，或至局部发热。

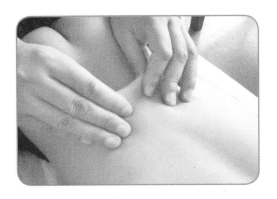

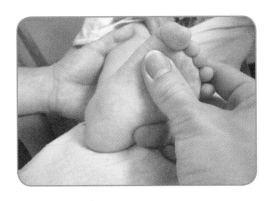

⑨双手拇指与其他四指相对将小儿背部皮肤提起，自下而上捏脊5遍，后2遍注意每捏3下向上提1下。

⑩右手拇指指腹着力于小儿一侧涌泉穴，反复搓揉1~2分钟，直到局部发热。

专家提示

（1）一般宜在清晨进行，一日一次。

（2）平时衣着不要过于厚重。

（3）饮食清淡，不要过食生冷油腻食物。

图书在版编目（CIP）数据

推推小手保安康 / 姚笑等著. —青岛：青岛出版社，
2021.3

ISBN 978-7-5552-6129-2

Ⅰ.①推… Ⅱ.①姚… Ⅲ.①小儿疾病—推拿—教材 Ⅳ.
①R244.15

中国版本图书馆CIP数据核字(2020)第252388号

书　　名	**推推小手保安康：一学就会的学院派小儿推拿图解**	
著　　者	姚　笑　张　程　张效霞　赵晓红　孙习东	
出版发行	青岛出版社	
社　　址	青岛市海尔路182号（266061）	
本社网址	http://www.qdpub.com	
邮购电话	0532-68068091	
责任编辑	傅　刚　E-mail: qdpubjk@163.com	
封面设计	光合时代	
照　　排	青岛佳文文化传播有限公司	
印　　刷	青岛帝骄文化传播有限公司	
出版日期	2021年3月第1版　2021年3月第1次印刷	
开　　本	16开（185 mm×260mm）	
印　　张	17.5	
字　　数	220千	
书　　号	ISBN 978-7- 5552-6129-2	
定　　价	48.00元　（附赠《小儿常见病外治与食疗方》）	

编校印装质量、盗版监督服务电话 4006532017　0532-68068638

建议陈列类别：大众健康